AUTOCUIDADO DEL BUENO

DRA. POOJA LAKSHMIN

AUTOCUIDADO DEL BUENO

Redefine el amor propio
sin frases motivacionales
ni rituales falsos

DIANA

Título original: *Real Self-Care*

Esta edición ha sido publicada por acuerdo con Penguin Life, un sello de Penguin Publishing Group, una división de Penguin Random House LLC.

Se agradece el permiso para reimprimir breves extractos de ensayos publicados en *The New York Times* que aparecen en este libro. Pooja Lakshmin © 2022 The New York Times Company.

Diseño de portada: Planeta Arte & Diseño / Stephanie Iraís Landa Cruz
Ilustración de portada: © iStock
Fotografía de la autora: Cerissa Tulop
Traducción: Ariadna Molinari y Laura Mier
Formación: Alejandra Romero

Bajo el sello editorial DIANA M.R.
Avenida Presidente Masarik núm. 111,
Piso 2, Polanco V Sección, Miguel Hidalgo
C.P. 11560, Ciudad de México
www.planetadelibros.com.mx

Primera edición en formato epub: mayo de 2024
ISBN: 978-607-39-1380-5

Primera edición impresa en México: mayo de 2024
ISBN: 978-607-39-1345-4

Impreso en los talleres de Litográfica Ingramex, S.A. de C.V.
Centeno núm. 162-1, colonia Granjas Esmeralda, Ciudad de México
Impreso y hecho en México — *Printed and made in Mexico*

Este libro está dedicado a todas las mujeres que se preguntan si lo están haciendo mal, si algún día estarán a la altura o si están pidiendo demasiado. Las veo... soy una de ustedes. Juntas, forjaremos un mejor camino para nosotras y para las nuevas generaciones.

Porque las herramientas del amo nunca demolerán la casa del amo. Quizá nos permitan obtener una victoria pasajera siguiendo sus reglas del juego, pero nunca servirán para efectuar un auténtico cambio.

AUDRE LORDE

ÍNDICE

SEGUNDA PARTE

El autocuidado del bueno es un asunto interno

NOTA DE LA AUTORA

Como verás a lo largo del libro, hago alusión a mis pacientes, pero cambié sus nombres y algunos detalles para proteger su privacidad. En un par de ocasiones incluso, quizá por un exceso de precaución, he fusionado las experiencias de varias personas.

En este libro encontrarás herramientas basadas en técnicas que se suelen utilizar en psicoterapia. *El autocuidado del bueno* está pensado para ser fuente de apoyo y educación, de modo que no sustituye la búsqueda de ayuda y tratamiento profesionales. Al final del libro proporciono recursos que te ayudarán a encontrar profesionales de la salud mental.

También creé un espacio para reunir a la gente que practica *El autocuidado del bueno*. Únete a nosotras en Gemma, una comunidad de salud mental femenina dirigida por profesionales médicos que prioriza la equidad y el impacto: www.gemmawomen.com.

INTRODUCCIÓN

Quizá te hayas dado cuenta de que es casi imposible que pasen dos días enteros sin que nos topemos con el término *autocuidado.* Esta es una expresión que comprende cualquier cantidad de opciones y productos de estilo de vida, desde jugos desintoxicantes hasta talleres de yoga y sábanas de lujo hechas de bambú. Y este tipo de «autocuidado» se ha afianzado en la conciencia colectiva como la panacea para prácticamente cualquiera de los problemas que enfrentamos las mujeres.

Como médica especialista en la salud mental femenina, esta adopción cultural de autocuidados me parece, por lo menos, deficiente y, en el peor de los casos, manipuladora. El dogma del bienestar afirma que para resolver nuestros problemas basta con hacer cosas tan sencillas como comprar una agenda nueva o inscribirnos a una clase de meditación. Según esta filosofía, si no tienes tiempo para estas «soluciones», la culpa es tuya por no poder lidiar con una tarea más en tu lista de pendientes. En mi consulta, en la que atiendo a mujeres que sufren síndrome de *burnout*, desmoralización, depresión y ansiedad, he atendido a incontables pacientes que llegan diciendo cosas como «Doctora Lakshmin, me siento muy mal. Vivo todo como si se tratara de una obligación, me siento constantemente tensa... y creo que es mi culpa por no dedicarle tiempo al autocuidado».

Del mismo modo que no es su culpa... tampoco es la tuya. La realidad es que el juego está amañado.

Al enfocarnos en el autocuidado ficticio —que es como llamo a los productos y a las soluciones que nos venden como remedios— estamos malentendiendo lo que es el autocuidado. Este tipo de autocuidado carece de sustancia y está compuesto, sobre todo, por calorías vacías. Nos obliga a mirar hacia afuera —a compararnos con otras personas o a aspirar a cierto tipo de perfección—, lo que significa que no es capaz de nutrirnos de manera genuina a largo plazo.

Es comprensible que recurramos al autocuidado y bienestar ficticios para tratar de resolver nuestros problemas, ¡porque están en todas partes! En esta misma introducción descubrirás que yo también recurrí a ellos. Cuando estamos exhaustas y desesperadas, y vemos un anuncio de jugos desintoxicantes que prometen resultados extraordinarios, *es de esperarse* que nos interese. Así que permíteme aclarar algo: no es mi intención avergonzar a quienes se refugian en estas prácticas de bienestar en busca de un respiro de su vida caótica. No es la finalidad de este libro. Mi propósito es compartir que la impotencia que sentimos cuando se trata de cuidar de nosotras mismas *no es culpa nuestra*, y que existe una mejor forma de hacerlo que no va de adentro hacia afuera. Eso es precisamente lo que voy a enseñarte aquí.

En este libro aprenderás a forjar un camino significativo. El autocuidado del bueno, como verás más adelante, no es una solución genérica, como una visita a un *spa* de lujo ni una *app* que te ayude a llevar un diario; sino que es un proceso interno que implica tomar varias decisiones difíciles que, a la larga, te redituarán intereses y te permitirán llevar una vida que gire en torno a las relaciones y actividades más importantes para ti. Mi objetivo es enseñarte la diferencia entre ambos, no solo desmitificando el autocuidado ficticio que se comercializa en la actualidad, sino también transformando tu noción de cómo puede verse la verdadera práctica de los cuidados propios y demostrándote que es posible emprenderla. Te compartiré herramientas prácticas y estrategias tangibles para que te apropies de tu bienestar, por medio de cambios positivos en tu vida y de compartir ese conocimiento al exterior para influir en la gente y en los sistemas que te rodean. Como aprenderás en este libro, el autocuidado del bueno no solo tiene un impacto en cada una de nosotras, sino que tiene un efecto dominó en nuestras relaciones, comunidades, estaciones de trabajo y en la sociedad en general. Es lo que necesitamos no solo para regularnos, sino también para cambiar los sistemas que no nos sirven a las mujeres.

En pocas palabras, hay una mejor forma de hacer las cosas.

¿POR QUÉ DEBERÍAS HACERME CASO?

He pasado buena parte de la última década ejerciendo como psiquiatra especializada en salud mental femenina, además de haber dedicado 12 años a mi formación como médica y psiquiatra. En mi consultorio he pasado miles de horas atendiendo a mujeres que luchan contra el síndrome de *burnout*, desesperación, depresión y ansiedad. Además de tratar pacientes y de hacer trabajo académico, también me he involucrado en la defensa de la justicia social y el combate a la desigualdad de género.

No obstante, más allá de mis credenciales, para mí es más importante que sepas que he estado ahí, *exactamente en el punto en el que estás.* Alguna vez creí que si seguía la receta de estudiar en escuelas costosas, terminar una carrera prestigiosa y casarme, mis sentimientos estarían a la altura y al fin me sentiría satisfecha y realizada. También he sufrido síndrome de *burnout*, desesperanza e, incluso, depresión y ansiedad clínicas. He tomado medicamentos psiquiátricos y recurrido a la psicoterapia. He vivido pérdidas, dificultades y traumas. Y en el camino he cometido varios errores (algunos de los cuales detallaré en este libro).

Hace una década, antes de cumplir 30 años y después de pasar buena parte de mi vida estudiando para ser médica, tomé una decisión drástica. Aunque esta desconcertó y horrorizó a mi familia y a mis amigos, en el transcurso de un año le puse fin a mi matrimonio, me mudé a una comuna de *wellness* en San Francisco y abandoné la hipercompetitiva residencia en psiquiatría que estaba cursando. Y no era cualquier comuna, sino una en donde se practicaba e inculcaba la meditación orgásmica.

Convencida de que había encontrado la *respuesta* a los problemas de la vida, pasé casi dos años en ese grupo, viviendo en su comunidad intencional, trabajando en su emprendimiento de *wellness* y difundiendo su mensaje con fervor. El grupo estaba organizado como un matriarcado en el que las mujeres ostentaban el poder, y decir que eso me llamaba la atención es un eufemismo, pues en la universidad también me especialicé en estudios de género, acababa de salir de un sistema médico académico dominado por hombres y había crecido en el seno de una cultura patriarcal del sur asiático.

En la clase introductoria para ingresar al grupo, codirigida por una ginecoobstetra, la líder del grupo explicó que la razón por la cual las mujeres nos sentíamos insatisfechas era porque la cultura occidental nos había enseñado a desconectarnos de nuestro cuerpo y, por ende, no habíamos aprendido a vivir en nuestro poder con absoluta plenitud. Planteaban las meditaciones orgásmicas como parte de una práctica feminizada que era compatible con la terapia de focalización sensorial; es decir, te permitía desconectarte del ruido y el bullicio de tu cerebro, y conectarte con tu cuerpo y, a su vez, contigo misma. Apenas una semana después de esa primera clase, me entregué en cuerpo y alma. Era la primera vez que veía mujeres que pedían abiertamente lo que querían y lo obtenían. Sentía que era la única práctica de *wellness* —una utopía feminista por excelencia— que podía arreglar todos mis problemas. Pasé casi dos años inmersa en el mundo de la práctica espiritual y las modalidades de bienestar oriental que se profesaban en este grupo.

¿Cómo era posible que una médica perfeccionista y con personalidad tipo A terminara en un grupo enfocado en el orgasmo femenino? En retrospectiva, me doy cuenta de que al mismo tiempo que buscaba con desesperación encontrarme en lugares nuevos y emocionantes, también intentaba perderme. Me había desilusionado de la medicina y la psiquiatría convencionales, y en ese momento las consideraba disciplinas irremediablemente defectuosas que traicionaban a quienes prometían ayudar. Durante la residencia experimenté la muerte de una paciente, lo cual me destruyó. Por ende, empecé a cuestionar lo que me estaban enseñando; en la escuela de medicina no nos orientaban lo suficiente sobre qué hacer si una paciente no puede pagar un seguro médico o si ha perdido el derecho a un servicio de guardería por tercera vez en dos meses y están a punto de despedirla de su empleo. En vez de eso, nos enseñaban a recetar medicamentos o a brindar psicoterapia para abordar problemas que, a todas luces, eran sistémicos. Aunque es verdad que ambas intervenciones médicas son muy necesarias, la indiferencia a lo inhumanas que son las políticas sociales me hacía sentir muy impotente... casi tanto como a mis pacientes. En lo personal, estaba extenuada, empecé a caer en la depresión, y sentía que mis propios intentos por obtener ayuda profesional eran insuficientes (¡a pesar de ser médica!). Estaba en ese estado afectivo —en el que me sentía furiosa y traicionada por el sistema de salud— cuando decidí abandonar todo y buscar las respuestas en el más inesperado de los sitios.

Desde mi punto de vista, ese grupo al que me uní estaba cambiando el mundo al romper estigmas y tabús sobre el bienestar sexual de las mujeres y al luchar abiertamente por el empoderamiento de quienes suelen ser desestimados por el sistema médico dominante. Conocí también a las neurocientíficas del laboratorio de orgasmos observados por resonancia magnética funcional de la Universidad de Rutgers, uno de los dos únicos laboratorios en todo el mundo que estudian el orgasmo femenino con equipos de imagenología cerebral y, gracias a ellas, estudié lo que ocurre en el cerebro durante el orgasmo femenino. Fue un periodo de exploración tanto personal como académica.

En ese mismo periodo supe que el grupo tenía muchos detractores, pero yo no los toleraba para nada. Según yo, estaba ahí por voluntad propia, de modo que veía con compasión a quienes eran incapaces de entender lo especiales que eran el grupo y su misión. En ese entonces, creía que su marca y dogma personales de bienestar y espiritualidad —una mezcla de enseñanzas *new age* y mentalidad de Silicon Valley— encarnaban el libertarismo. Curiosamente, ese dogma encajaba a la perfección con mi crianza hindú, la cual comprendía dosis altas de pensamiento mágico, mitología y gurús.

Por desgracia, lo que no entendí en el momento (a diferencia de mis seres queridos) es que, al ser médica, le ofrecía algo invaluable al grupo: legitimidad. Mientras pertenecí a él, de 2012 a 2013, me trataron con enorme cuidado y me mantuvieron alejada de las confabulaciones internas de las esferas superiores. En su momento creí que ese distanciamiento era necesario porque yo no estaba tan actualizada a nivel espiritual como para pertenecer a esas altas esferas, pero años después, luego de que en 2018 saliera a la luz la noticia de que el FBI investigaba al grupo, descubrí lo sórdida que era su historia y até cabos del porqué nunca me permitieron entrar a ese círculo.

Abandoné el grupo antes de cumplir dos años en él. Mientras el grupo alcanzaba nuevos niveles de éxito y abría centros de bienestar en el mundo entero, empecé a identificar algunas incongruencias en su dogma. Además, decidí que quería terminar mi residencia médica y empecé a entender que una sola práctica de bienestar personal no bastaría para resolver todos mis problemas.

No fue sino hasta que me salí y empecé a trabajar en mi propia recuperación que reconocí el grado al que mi tiempo en el grupo había moldeado mi forma de pensar. Era difícil entender lo que me había ocurrido, de modo que caí en una depresión profunda y me pregunté si podía seguir adelante. Ya no tenía al grupo, y para unirme a él debí acabar con mi vida previa.

Tenía que reconstruir mi vida y a mí misma prácticamente desde cero.

Mis padres me dejaron volver a casa sin pagar renta. Cumplí los 30 años en mi habitación de la infancia, sintiéndome fracasada y haciendo maratones interminables de *La Ley y el Orden: Unidad de Víctimas Especiales*, me mensajeaba con las pocas amistades que seguían formando parte de mi vida. Por fortuna, tenía profesionales de la salud mental a los cuales recurrir, y ellos me ayudaron a procesar mis experiencias y a darles significado. Otras desertoras del grupo no pudieron darse ese lujo y sufrieron mucho más que yo. También tuve que aceptar el hecho de que contribuí a legitimar a ese grupo —a esa secta— como médica y profesionista que hablaba públicamente a su favor al estar tan inmersa en su filosofía.

Era comprensible, al igual que muchas mujeres, me enfrasqué en una práctica de *wellness* porque jamás se me ocurrió que las soluciones a mis problemas debían venir de mi interior. Aunque la práctica de la meditación orgásmica me ayudó a nivel personal, me dejé seducir por la fantasía de que una solución externa —aquella práctica deslumbrante— podía resolver todos los problemas que aquejaban mi vida.

En vez de eso, aprendí por las malas que el autocuidado es un asunto interno.

Enfrentar el mundo real y volver a la residencia médica ha sido, por un lado, lo más difícil que he hecho hasta el momento y *también* aquello que más me ha fortalecido. Podría decirse que, en gran medida, lo que me convirtió en la persona que soy ahora fue el acto de abandonar la secta, no el de unirme a ella. Aprendí a establecer límites, logré entender mis valores y, en última instancia, encontré mi propia voz y empecé a hablar por mí misma, como alguien independiente de mi familia, del sistema médico y de la secta. En pocas palabras, aprendí a practicar el autocuidado del bueno.

En la década que ha transcurrido desde entonces, he entendido que el autocuidado del bueno no solo es una solución más auténtica y sostenible, sino que también se basa en la libre determinación, pues implica el proceso interno de establecer límites, aprender a tratarnos con compasión, tomar decisiones que nos acerquen más a nosotras mismas y llevar una vida congruente con nuestros valores. Requiere mucho esfuerzo, pero no solo puede lograrse, sino que también puede persistir a nivel interno, a diferencia de los productos comerciales o las enseñanzas de los gurús de la autoayuda. Y, como descubrirás en este libro, tiene el potencial de cambiar nuestras relaciones interpersonales, nuestra cultura laboral e, incluso, nuestros sistemas sociales, con lo cual podemos tener un impacto en las injusticias colectivas que son la fuente de los problemas de las mujeres.

Al final, terminé la residencia de psiquiatría, me integré a la plantilla docente de la Facultad de Medicina de la Universidad George Washington y abrí un consultorio privado para enfocarme en la salud mental de las mujeres. No te sorprenderá saber que, cuando mis pacientes empezaron a hablarme sobre soluciones de autocuidado y *wellness* como huevos vaginales de jade y mascarillas faciales de cúrcuma, me preocupé. Por un lado, entendía que mis pacientes no sabían ni qué hacer consigo mismas a causa de lo demandante que era su vida familiar y su desarrollo profesional, y que de manera comprensible recurrían a esas soluciones en busca de cierto alivio. Por el otro, yo ya había intentado con el *wellness* extremo y conocía los peligros que conllevaba dejarse atrapar por el complejo industrial del autocuidado. No solo tenía las credenciales y la experiencia profesional para ayudarlas a enmendar el rumbo, sino que también tenía una vasta experiencia personal con lo que ocurre cuando el *wellness* se corrompe. Y, sobre todo, sabía que había una alternativa automotivada que provenía del interior.

Así que hice lo que cualquier *millennial* geriátrico razonable habría hecho: empecé un blog y abrí una cuenta de Instagram. Poco después, en 2018, publiqué un ensayo en *Doximity* sobre por qué, más que autocuidado, lo que necesitamos es establecer límites. Estaba dirigido a médicas y tenía la intención de explicar la naturaleza problemática de los autocuidados como solución para el síndrome de desgaste entre profesionales del cuidado de la salud. Al igual que en muchas industrias, los hospitales y centros médicos comenzaron a ofrecer cursos sobre resiliencia como solución a la epidemia del síndrome de *burnout* en el personal clínico. Sin embargo, a pesar de ese gesto de buena voluntad, no se hablaba de otras prestaciones como días de descanso con goce de sueldo, subsidios para guarderías o cambios en las políticas que apoyaran de verdad a los trabajadores. En las semanas posteriores a la publicación, recibí incontables mensajes de mujeres de todo Estados Unidos que se identificaban y que sentían que había descrito su experiencia a la perfección. Más tarde, en 2019, *The New York Times* me pidió que adaptara el ensayo para dirigirlo a un público más amplio. A partir de ese entonces me convertí en colaboradora regular y escribí ensayos sobre justicia con perspectiva de género, salud mental femenina y las estructuras sociales que les impiden a las mujeres constituir su bienestar emocional.

A partir de esas semillas creció el libro que ahora tienes en tus manos.

Antes de continuar, quiero dejar algo en claro. Durante mucho tiempo dudé si escribir sobre este tema y si debía incorporarme al campo de la autoayuda. No pretendo ser una gurú, pues considero que, si la respuesta viene de alguien más, entonces nunca puede ser tu propia solución. Ya sea una secta hecha y derecha, una dieta o el programa de entrenamiento de moda, la respuesta a tus problemas nunca va a consistir en que alguien más te diga qué hacer, ni siquiera yo. Y como observarás a medida que avances en el libro, las respuestas solo pueden provenir de tu interior. Te irás dando cuenta de que aquí no hay una interminable serie de reglas a seguir; en vez de eso, te invito a que te hagas preguntas difíciles y tomes decisiones complejas. Es intencional: a partir de lo que he aprendido a nivel personal y profesional, el autocuidado del bueno debe venir de tu interior. Aquí solo encontrarás una guía que te brinde espacio para la autorreflexión, así como preguntas productivas que puedes hacerte y que, en última instancia, te ayudará a forjar tu propio camino hacia un autocuidado auténtico, significativo y duradero.

¿QUÉ APRENDERÁS AQUÍ?

En este libro te enseñaré por qué la forma en que hemos conceptualizado el autocuidado es errónea y te brindaré herramientas cruciales que son indispensables para llevar a cabo el trabajo radical de cuidar de ti misma de manera genuina. No se trata de «componerte»; de hecho, ya es hora de que dejemos de decirles a las mujeres que están defectuosas y que requieren de algún tipo de arreglo. En vez de eso, te enseñaré a cuidarte desde adentro y, a su vez, generar un efecto dominó que influya en tu familia, tus relaciones interpersonales y hasta tu lugar de trabajo. El autocuidado del bueno es revolucionario precisamente porque tiene el potencial para cambiar la verdadera causa de nuestros problemas: los sistemas.

Parte de este trabajo te resultará desafiante, pues a las mujeres nos han enseñado que cuidar de nosotras mismas es egoísta. Desde niñas aprendemos que debemos dedicar nuestra energía al cuidado de otros (seamos hijas, parejas, madres, etc.). Te doy permiso de hacer un espacio para ti mientras lees este libro. No temas dedicarle tiempo a aprender a cuidar de tu propio bienestar. Quizá lo que aprendas aquí vaya en contra de lo que te inculcaron, pero esto no es autocomplaciente... *es algo necesario.*

Dicho eso, este libro se basa en la idea de desmentir el mito y la *carga* de la creencia de que podemos tenerlo todo... así que no te preocupes, pues no te daré una lista de ideales o prácticas en las cuales fracasar. En vez de eso, te invitaré a observar más de cerca cómo pasas el tiempo y el tipo de cosas que te dices a ti misma, de modo que eso te permita tomar decisiones más claras con la finalidad de que tus comportamientos sean congruentes con aquello que más te importa.

En la primera parte te mostraré la naturaleza problemática y sistémica de lo que denomino *autocuidado ficticio* para que entiendas por qué este tipo de autocuidado es una promesa vacía que pasa por alto el proceso crítico y personal de desarrollar límites e identificar lo que de verdad nos nutre. También examinaremos cómo la sociedad patriarcal les ha endilgado a las mujeres la carga mental que nos provoca agotamiento y desconexión, y nos hace propensas a la práctica del autocuidado ficticio como solución individual a un problema social. Asimismo, nos adentraremos en las tres principales formas en las que, como es comprensible, las mujeres caen bajo el embrujo de los autocuidados ficticios como mecanismos de afrontamiento: escapatoria, logro y optimización. Por último, te presentaré el panorama amplio para que observes cómo la práctica individual del autocuidado del bueno tiene la capacidad de influir en la gente y en los sistemas que te rodean. Te contaré casos que he visto en mi consultorio, te explicaré los hallazgos científicos más recientes con respecto al bienestar y te compartiré anécdotas personales de cómo he luchado, con frecuencia de maneras torpes e improductivas, en la implementación de el autocuidado del bueno.

En la segunda parte del libro profundizaremos y empezaremos a trabajar. Aprenderás el concepto de bienestar eudaimónico y te diré por qué el autocuidado del bueno se fundamenta en este concepto psicológico. Después, te compartiré mi marco de referencia: los cuatro principios del autocuidado del bueno.

1. Pon límites con los otros.
2. Cambia la forma en que te hablas a ti misma.
3. Incorpora lo más importante *para ti*.
4. Esto conlleva poder... así que úsalo para el bien.

En los siguientes capítulos encontrarás también herramientas y ejercicios prácticos que te ayudarán a empezar a poner en práctica estos principios cuanto antes. Recomiendo leerlos en el orden en el que los presento para que te quede claro cómo se complementan entre sí. Después, mientras incorporas tu propia práctica de autocuidado del bueno en tu vida, puedes volver a ellos cada vez que los necesites. Al final del libro encontrarás un apéndice con ejercicios para que puedas recurrir a estas herramientas con facilidad en el futuro.

EMPECEMOS

Este libro es la carta que les dedico a todas las mujeres que han coqueteado con la idea de subirse al auto y huir de absolutamente todo. También se lo dedico a las mujeres que están tan abrumadas por el caos de la vida diaria que ni siquiera pueden detenerse a imaginar la posibilidad de huir de él. Quiero que este libro sea un recurso poderoso para ti y para las incontables mujeres que, al igual que tú y que yo, se han sentido defraudadas por las listas de gratitud, las *apps* de meditación y los aceites esenciales. No es solo que el *statu quo* está roto; es que está *tan* roto que requiere cambios radicales e inmensos... *y ese cambio empieza al interior de cada una de nosotras.*

Cuando termines *El autocuidado del bueno*, habrás desarrollado la claridad para desarrollar prácticas que de verdad sean nutritivas y transformadoras. Al final entenderás que el autocuidado del bueno no es un sustantivo... *es un verbo.* Y, aunque no será tan sencillo como comprar una botella de agua con infusión de cristales, te apuesto que funcionará mucho mejor.

BREVE NOTA SOBRE LA IDENTIDAD, EL PRIVILEGIO Y LOS SISTEMAS DE OPRESIÓN

Escribo este libro desde la perspectiva de una mujer cis, heterosexual, descendiente de inmigrantes del sur de Asia y nacida en Estados Unidos. Crecí en el sureste de Pensilvania con mis padres; mi papá era médico, y mi mamá era ama de casa. Durante mi infancia pasé mucho tiempo en Bangalore, India, que es el lugar de origen de mis padres y de mi familia extendida, lo cual ha influido en gran medida en mi visión del mundo.

Observarás que uso la palabra *mujer* a lo largo del libro. Entiendo este concepto a partir de la definición de Silvia Federici,[1] quien, cuando se le pidió que explicara el concepto de *mujer*, dijo: «Para mí, casi siempre se ha expuesto en términos de una categoría política». Uso la palabra *mujer* de forma incluyente para referirme a todas aquellas que sufren las condiciones de opresión que suelen asociarse con el sexo femenino, entre las cuales se encuentran las personas *queer*, trans, no binarias, intersexuales y agénero.

Mi consulta suele estar dirigida a personas que se identifican como mujeres, muchas de las cuales tienen hijos. En un país donde no hay permisos obligatorios de parentalidad y en el que los costos de los cuidados infantiles son estratosféricos, la crianza puede ser un punto de inflexión para las mujeres. Y es importante señalar que no solo son las madres quienes llevan esta carga excesiva, sino también cualquiera que haya sido condicionado a anteponer las necesidades y preferencias ajenas a las propias.

También es importante señalar que los sistemas de poder afectan a cada individuo de forma distinta; quienes poseen privilegios, como recursos financieros, apoyo familiar o un color de piel más claro, tendrán menos dificultades para cambiar su vida, mientras que es probable que las personas más marginadas tengan que esforzarse mucho más para obtener los mismos resultados externos. Las mujeres afrodescendientes e indígenas, trans y las *queer*, las mujeres en condición de pobreza y las que enfrentan múltiples vulnerabilidades por su identidad suelen ser las más abrumadas por estas cargas excesivas. Es justo por eso que debemos deshacernos de esa versión comercializada del bienestar que solo refuerza y perpetúa los sistemas de poder inequitativos. Como verás a lo largo de este libro, el autocuidado del bueno es una práctica radical y necesaria para personas con identidades marginadas, pues es una estrategia para arrebatarle el poder a los sistemas depredadores, reapropiárnoslo y, en última instancia, favorecer el cambio. Por lo regular, el autocuidado no reconoce las barreras sistémicas que enfrentan las mujeres y las personas pertenecientes a grupos maginados, pero yo quiero cambiar eso: a lo largo del libro, haré alusión a sistemas de opresión como el racismo, el capitalismo tóxico, el sexismo y el capacitismo. Aunque esta lista no es exhaustiva, las herramientas que aprenderás a utilizar aquí te permitirán observar cómo internalizamos dichos sistemas de poder, y al final del libro encontrarás recursos que te ayudarán a encontrar profesionales de la salud mental que se especialicen en trabajar con personas pertenecientes a grupos minoritarios.

AUTOCUIDADO DEL BUENO

PRIMERA PARTE

La tiranía del autocuidado ficticio

Capítulo 1

CALORÍAS VACÍAS

EL AUTOCUIDADO FICTICIO NO NOS HA SALVADO

Las revoluciones duraderas no se construyen de arriba hacia abajo. Se construyen de abajo hacia arriba.

GLORIA STEINEM

Mi paciente Erin, una mujer de 38 años que tenía tres hijos en edad escolar, quería arrancarse el cabello cada vez que oía el término *autocuidado*. Casi a diario se levantaba antes de las cinco de la mañana, contestaba correos electrónicos, preparaba a sus hijos para la escuela y salía corriendo a la oficina para cubrir su jornada laboral de diez horas. Por las tardes, recogía a sus hijos y preparaba la cena antes de ayudarlos con la tarea y con la rutina previa a irse a la cama. Por ahí de las 9:30 p. m., abría de nuevo la *laptop* y dedicaba un par de horas más al trabajo.

«Dime una cosa: con todo este caos, ¿cómo se supone que tenga tiempo para el autocuidado? —decía con pesar—. No necesito un masaje de doscientos dólares, aunque lo aceptaría. Me gustaría poder dormir más de cinco horas por noche».

Cada vez que Erin tenía un par de minutos de sobra para hacer algo que contribuyera a su bienestar personal, los consejos que encontraba le parecían ridículamente condescendientes: «aprende a meditar» o «lleva una lista de cosas que agradezcas». En vez de sentirse aliviada, esas recomendaciones la hacían sentir mal.

«Si el resto de la gente se siente mejor con un baño de burbujas y una copa de vino, ¿por qué yo no soy capaz de lograr que tenga ese efecto en mí?».

Otra de mis pacientes, Hina, era una mujer de 29 años que tenía dificultades para encontrar el equilibrio entre el trabajo y su vida personal. En su búsqueda, se sumergió casi por completo en estrategias de productividad y optimización, de modo que siempre era la primera de sus amigas en probar un nuevo servicio de entrega de comida a domicilio y tenía la fortuna de poder delegar las tareas del hogar de forma ocasional. Se enfocó en la productividad porque, teóricamente, encontraría el tiempo para el autocuidado; no obstante, fue incapaz de dedicarle ese tiempo ahorrado a su propio bienestar. Cuando al fin tenía una hora libre, se sentía molesta porque sabía que había platos sucios en la cocina y culpable por no dedicarle más tiempo al trabajo.

Dado que soy psiquiatra y me especializo en la salud mental de las mujeres, en mi consultorio escucho con mucha frecuencia este tipo de historias. Atiendo a chicas de todas edades y antecedentes: solteras, con pareja, madres y sin hijos. Algunas lidian con depresión y ansiedad, mientras que muchas solo se enfrentan a la dificultad de descifrar cómo cuidar de sí mismas al llevar vidas repletas de tareas pendientes y caos... y eso antes de la pandemia que elevó nuestros niveles de estrés y ansiedad a proporciones épicas. Sin embargo, lo que todas ellas tienen en común es claro: la están pasando mal, y lo que hacen para encontrar alivio no les está funcionando.

LAS PROMESAS INCUMPLIDAS DEL AUTOCUIDADO FICTICIO

En los últimos años he observado algo curioso: para las mujeres, la obsesión cultural con el autocuidado no solo no les ha brindado alivio, sino que además les ha impuesto más culpas y presiones. Una frase común que escucho en el consultorio es «Estoy exhausta y ya no puedo más, y *aparte* siento que es mi culpa porque *debería* estar cuidando de mí misma». El autocuidado termina siendo una carga más, un elemento más en la lista de pendientes que hacen sentir mal a las mujeres porque «no están haciendo las cosas bien». A esto le denomino la *tiranía del autocuidado.*

Mis pacientes se sienten derrotadas y confundidas, al igual que yo. Y, si vamos un poco más lejos, descubriremos que también es comprensible que nos sintamos insultadas y resentidas porque, no solo no tenemos tiempo para implementar estas «estrategias», sino que, cuando sí las practicamos, no nos brindan el alivio prometido. O, en caso de que sí funcionen, el alivio que brindan no es duradero. Estamos en lo cierto cuando pensamos que es ridícula la idea de que la solución a las exigencias implacables de ser una mujer en el siglo XXI es una bomba de burbujas de 20 dólares. Nuestra cultura ha tomado el bienestar y se lo ha impuesto al individuo —para así venderlo, medirlo y considerarlo un factor de éxito personal—, en lugar de invertir en nuestros sistemas sociales para que sean sanos.

En lo personal, también conozco a fondo el atractivo de estas supuestas soluciones; de hecho, en la introducción hablé sobre mi inmersión profunda en una secta enfocada en el *wellness.* Sin embargo, antes de tomar aquella decisión crucial, cuando tenía poco más de 20 años, recurrí al yoga como solución al agotamiento propio de los estudiantes de medicina. Es cierto que me ayudó al principio: me sentía más fuerte, y la clase semanal me servía de descanso después de pasar el día memorizando el ciclo de Krebs. Sin embargo, al igual que sucede en un patrón que he observado en muchas de mis pacientes, llevé al yoga la misma mentalidad perfeccionista que aplicaba a mis estudios de medicina. Si no lograba cumplir con el inamovible régimen del ejercicio que me había impuesto, de inmediato me recriminaba a mí misma por haber fracasado.

También hubo una época en la que me suscribí a la revista *Real Simple* (Más que sencillo), pues estaba convencida de que si lograba ser experta en ordenar mi caótico clóset, eso sin duda conllevaría una inmediata sensación de satisfacción interna (solo me avergüenza un poquitín confesar que sigue habiendo un montón de ejemplares de *Real Simple* acumulando polvo en el fondo de mi armario).

Los datos confirman la creencia de que el bienestar comercializado no funciona. Las mujeres estadounidenses no solo dicen tener mayores niveles de estrés que los hombres, sino que afirman no ser capaces de manejarlo.[1] Un estudio realizado en 2018 en Canadá, el cual incluyó a más de 2 000 trabajadores, descubrió que el nivel de agotamiento reportado por las mujeres era mayor que el de los hombres.[2] Una evaluación sistemática de la Universidad de Cambridge de toda Europa y Norteamérica reveló que las mujeres tienen casi dos veces más probabilidades de padecer ansiedad que los hombres, y también hay una discrepancia similar en el caso de la depresión.[3] En Estados Unidos, a una de cada cinco mujeres de entre 40 y 49 años, así como a casi una de cada cuatro mujeres de más de 60 años se les recetó antidepresivos, según datos correspondientes al periodo de 2015 a 2018. En el caso de mujeres de entre 18 y 39 años, la cifra correspondía a casi una de cada diez.[4]

Aun así, llama la atención que, si buscamos en Instagram, tan solo en inglés encontraremos más de 70 000 000 de publicaciones con el *hashtag* #SelfCare (#Autocuidado). En ellas se incluye toda la gama, desde yoga en la playa hasta blogs de maternidad exitosa y recetas de licuados «curativos». Si usamos las redes sociales como guía, el autocuidado parecería ser... ¿cualquier cosa que se vea bien en una foto?

Como ya mencioné, esto es el autocuidado ficticio; es decir, los comportamientos y las prácticas de *wellness* que suelen vendernos como remedio a los problemas de las mujeres. En muchos casos, el autocuidado ficticio no es más que una elevación de azúcar que nos sirve para evadir las realidades de la vida diaria y nos distancia aún más de nuestro verdadero yo. El autocuidado ficticio también es un negocio millonario. Según un informe del Global Wellness Institute, la industria internacional del *wellness*, cuyo principal objetivo son las mujeres, tenía un valor de 4.4 billones de dólares en 2020.[5] Aunque productos como las botellas de agua con infusión de cristales y los rociadores para almohadas diseñados para relajar el nervio vago produzcan una sensación de calma temporal (dejando de lado el hecho de que son demasiado costosos para la mayoría de las mujeres en Estados Unidos), no contribuyen en absoluto a cambiar los sistemas sociales que de entrada nos tienen de rodillas suplicando alivio; por ende, el ciclo del consumismo continúa sin interrupciones. El autocuidado ficticio es así precisamente porque cuando se usa de forma aislada sin el trabajo interno crítico que discutiremos en este libro, no contribuye en absoluto a generar cambios sistémicos a mayor escala.

NOTA SOBRE LAS *INFLUENCERS* DE REDES SOCIALES

Si eres como yo, seguramente pasas tiempo en Instagram y otras redes sociales y te preguntas cómo le hacen otras mujeres para que les dé tiempo de tener su casa arreglada a la perfección y criar hijos hermosos sin despeinarse ni arruinarse el maquillaje. Es muy fácil ver las cuentas de las *influencers* y pensar: «¡Ellas sí lo hacen! ¡Y lo hacen ver tan fácil! ¿Por qué mi vida es tan caótica entonces?». Además, si comparten información sobre productos para el bienestar, es comprensible que nos dé curiosidad y pensemos: «¡Quizá este producto sea la solución perfecta para todos mis problemas!».

Cuando te sientas así, procura hacer una pausa. Puesto que las cuentas de las *influencers* están disponibles en nuestro teléfono, y este nos acompaña todo el tiempo, no es difícil sentir una cercanía artificial con ellas. Sin embargo, debemos recordar que las redes sociales son solo una muestra de lo más destacado. Si ves que una *influencer* habla maravillas de un producto, fíjate si a esa persona le pagaron para promocionarlo (es decir, si es una colaboración retribuida). Las y los *influencers* tienen la oportunidad de desempeñar un papel crucial para cambiar la dinámica del *wellness* comercial, y aunque hay quienes hablan a favor de los cambios sociales y políticos, no todos critican la industria del *wellness*. Por lo tanto, debemos prestar atención a las problemáticas que denuncian, a la medida en que muestran lo que ocurre tras bambalinas en su propia vida y al tipo de criterios que usan para decidir qué productos promueven y cuáles no. Si notas que una *influencer* no es transparente ni está haciendo su tarea, pregúntate si seguirla te hace sentir mejor o peor contigo misma. Aunque hay un grupo cada vez más grande de *influencers* que toman decisiones informadas y conscientes sobre la forma en que interactúan con esta industria, en esencia, las redes sociales siguen siendo tierra de nadie. Dado que las mujeres somos el principal objetivo de la industria del *wellness*, debemos ejercer nuestra agencia y, por ende, nuestro poder, además de aplicar un lente crítico a la interacción con los *influencers* y la publicidad en redes sociales.

LOS AUTOCUIDADOS NO SIEMPRE HAN SIDO TAN TIRÁNICOS

Dado que la noción de autocuidados se ha vuelto muy común y la encontramos en todas partes —en redes sociales, en pódcast o en conversaciones con amigas—, es tentador creer que se trata de un concepto surgido en el siglo XXI. Sin embargo, la versión de los autocuidados que vemos en la actualidad se ha desviado muchísimo de la original. Resulta que el concepto de autocuidado proviene de dos grandes disciplinas: del cuidado de la salud y de la justicia social. La historia de origen del autocuidado es fascinante y bastante útil para entender por qué el autocuidado ficticio ocupa un lugar tan grande y expansivo en la actualidad. Sin embargo, en esta misma historia de sus orígenes también encontramos algunas pistas para reapropiárnoslo.

Hace setenta y tantos años, en la década de los cincuenta, los psiquiatras usaban el término de *autocuidado* para describir las formas en que los pacientes institucionalizados podían afirmar su independencia al hacerse cargo de su alimentación y participar en actividades físicas durante su estancia hospitalaria. En la siguiente década, los profesionales médicos y de enfermería hablaban sobre su propia necesidad de autocuidado en respuesta a la fatiga por compasión y al trauma secundario. En los años setenta, la idea de autocuidados trascendió el entorno médico y llegó a los círculos activistas, en donde las Panteras Negras, por ejemplo, promovían el autocuidado como una estrategia para que la población afrodescendiente de Estados Unidos preservara su humanidad en el contexto del racismo sistémico. Fueron las mujeres afrodescendientes quienes actualizaron este concepto y lo introdujeron al discurso público; de hecho, Audre Lorde lo definió como un acto potente para reclamar espacio dentro de una sociedad que les exigía a las minorías y a los grupos oprimidos que se mantuvieran agachados o que fueran invisibles. En *A Burst of Light* (Un destello de luz), Lorde escribe: «Cuidar de mí misma no es un acto de autocomplacencia, sino de autoconservación, y eso es un acto de resistencia política».[6] Como discutiremos en el capítulo 3, el autocuidado del bueno se basa justo en ese concepto y, cuando se implementa de forma auténtica, tiene el potencial de cambiar nuestro sistema fracturado.

Para los años noventa, conforme se modificaba la economía del cuidado médico en Estados Unidos, los profesionales de la salud empezaron a fomentar que los pacientes con enfermedades crónicas, como diabetes o hipertensión, se responsabilizaran de su propia salud, en lugar de ser receptores pasivos de cuidados.[7] Las investigaciones revelaron que, en personas con enfermedades crónicas, el autocuidado conformado por ejercicio, alimentación saludable, manejo del estrés y otras intervenciones relacionadas con el estilo de vida se vinculaban con mejorías en su estado de salud.[8]

El autocuidado como lo conocemos ahora —es decir, como una supuesta cura— adquirió esta forma cuando el mundo empezó a estar hiperconectado. Conforme empezamos a usar teléfonos inteligentes, a tener acceso a noticias las 24 horas del día y a estar conectados con familiares, amigos y completos desconocidos de mil maneras a través de las redes sociales, en paralelo empezamos a desarrollar la necesidad de un bálsamo para esa sobrecarga de estímulos. Los autocuidados dejaron de estar relegados al contexto de la salud y ya no tenían nada que ver con defenderse de los sistemas de opresión. En vez de eso, se convirtieron en una válvula de escape diseñada para brindarnos una sensación de tranquilidad momentánea. Durante la segunda década del siglo XXI, el concepto de *autocuidado* explotó en las redes sociales y se volvió parte de la cotidianidad de las mujeres. Entre más descontroladas y disfuncionales eran nuestras estructuras sociales, más se llenaba nuestra sección de noticias en redes sociales con imágenes deslumbrantes de mujeres que al parecer llevaban vidas extraordinarias en lugares de ensueño. (Curiosamente, en noviembre de 2016, después de las elecciones presidenciales en Estados Unidos, las búsquedas de *self-care* en Google alcanzaron su punto máximo).[9]

En mi calidad de psiquiatra, es comprensible que me interese el vínculo entre la popularidad de los autocuidados ficticios y el estatus de los tratamientos para la salud mental. Aunque no toda la gente que recurre a los autocuidados ficticios requiere servicios profesionales de salud mental, los síntomas de trastornos depresivos graves o de ansiedad clínica coinciden en gran medida con los del síndrome de *burnout* y del estrés crónico. No obstante, los tratamientos para la salud mental (ya sean consultas psicoterapéuticas o atención psiquiátrica) son costosos y por lo regular los seguros no los cubren, por lo que siguen siendo inaccesibles para gran parte de la población. Además, requieren tiempo. Los resultados de la psicoterapia no se observan de inmediato; de hecho, en ocasiones los avances se observan meses después de iniciado el proceso (¡si es que no pasas meses en una lista de espera para recibir este tipo de atención!). De igual modo, encontrar los medicamentos correctos o la dosis adecuada toma tiempo. Por otro lado, las soluciones aparentemente sencillas y deslumbrantes que ofrecen los autocuidados ficticios son mucho más simples y atractivas. ¿Para qué pelearte con la aseguradora si puedes comprar un multivitamínico recomendado por tu *influencer* favorito que llegará a tu casa en menos de 24 horas?

De manera que no podemos hablar de autocuidados ficticios sin hablar también de los tratamientos para la salud mental y sin reconocer la enorme brecha que existe en el acceso a servicios de salud mental accesibles. Debemos reconocer las interacciones que existen entre la salud mental y las soluciones que ofrece la industria del *wellness*. Para empezar está la falta de educación y conciencia de muchas mujeres con respecto a qué constituye un trastorno clínico de salud mental. Por otro lado, se sigue estigmatizando consultar a un terapeuta o a un psiquiatra. Por último, una vez que superas esas barreras para nada insignificantes, viene la falta de cobertura por parte de las aseguradoras y el hecho de que encontrar un buen terapeuta y psiquiatra es algo que solo está al alcance de los sectores más privilegiados de la sociedad. En este contexto en el que los verdaderos tratamientos para los trastornos de salud mental no están al alcance de la mayoría de la gente, la cultura en la que vivimos nos vende los autocuidados ficticios como solución fácil y como mal sustituto de la ayuda profesional. No es mi intención hacer sentir mal a nadie por recurrir a ellos; de hecho, cuando sufres depresión o ansiedad clínicas, encontrar un terapeuta o contactar a la aseguradora se vuelve todavía más difícil, lo cual explica por qué somos tan susceptibles a la publicidad engañosa de los autocuidados ficticios.

Llegó la hora de que los autocuidados vuelvan a evolucionar y adquieran una nueva definición, la cual requiere que profundicemos, que hagamos introspección y que desarrollemos un método interior confiable para cada una de nosotras distinto al que nos prescriben las empresas de *wellness* o las *influencers*. Necesitamos convertirlos en una solución que provenga de nuestro interior.

CÓMO SABER SI ES HORA DE BUSCAR AYUDA PROFESIONAL

Como médica, sé que es importante resaltar que hay una diferencia entre el tratamiento para los trastornos de salud mental —como un cuadro depresivo mayor— y las actividades que promueven el bienestar. Es esencial que no creamos que los autocuidados ficticios (e incluso el autocuidado del bueno) son una forma de tratamiento para las enfermedades. A lo largo del libro señalaré cuestiones clave a considerar, te mostraré cómo diferenciar entre trastornos clínicos y algo que se puede manejar con el autocuidado del bueno, y te enseñaré qué indicios debes identificar para buscar ayuda profesional. Al final del libro hay recursos para encontrar un profesional de la salud mental que sea adecuado para ti.

LOS AUTOCUIDADOS FICTICIOS VS. EL AUTOCUIDADO DEL BUENO

Para ilustrar la diferencia entre autocuidados ficticios y el autocuidado del bueno, usaré como ejemplo el caso de mi paciente Shelby. Ella es una mujer blanca de 32 años, casada, que llegó a mi consultorio para que la ayudara a lidiar con una depresión que llevaba mucho tiempo controlando con psicoterapia y medicamentos. Mientras fue mi paciente también tuvo a su primer bebé. Shelby consideraba que tenía su vida bajo control, que siempre había estado atenta a su salud mental (e incluso había buscado tratar su depresión desde que tenía veintitantos años) y que eso le había permitido ascender en el organigrama de la enorme agencia de publicidad en la que trabajaba. Shelby adoraba su trabajo y le encantaba resolver problemas. Además, tenía una buena relación con Mark, su esposo, con quien mantenía una relación desde la universidad. Cuando decidieron intentar embarazarse por primera vez, pasaron bastante tiempo discutiendo las múltiples responsabilidades que le corresponderían a cada uno y acordaron que dividirían de forma equitativa las labores domésticas. Además, discutieron los posibles escenarios financieros y qué tan largo tendría que ser el permiso de maternidad de Shelby, puesto que ella era la principal proveedora del hogar a nivel económico.

La principal estrategia de autocuidado que implementó Shelby antes de tener a su hija fue hacer ejercicio; le encantaba correr, además de que tenía una bicicleta elíptica en casa. Además de la terapia y los medicamentos, descubrió que hacer ejercicio todos los días era esencial para su salud mental y para la salud de su matrimonio.

Shelby entró en labor de parto un par de semanas antes de la fecha estimada, por lo que Felicity, su hija, nació de forma prematura. Por esta razón, el reflejo de succión de Felicity no estaba desarrollado por completo, de modo que tenía dificultades para amamantar. Dado que Shelby estaba acostumbrada a resolver problemas, se dio a la tarea de encontrar la solución. Llevó a Felicity con una especialista para que le diera una respuesta para el tema de la succión y siguió las recomendaciones de la pediatra al pie de la letra, las cuales incluían lo que se conoce como *alimentación triple*; eso significa que la alimentación debía seguir tres pasos: acercar a Felicity al pezón durante periodos prolongados, extraerse leche con una máquina extractora para no dejar de producirla y darle a Felicity fórmula hipercalórica que la ayudara a subir de peso.

A pesar de todo eso, Felicity no estaba subiendo de peso como se esperaba y empezaba a rezagarse en la curva de crecimiento. Cada vez que había que alimentarla era un suplicio; a Felicity no le gustaba que la amamantaran, y casi siempre la sesión terminaba en llanto (tanto de la hija como de la madre). A pesar de que en ese entonces Shelby dormía muy poco, intentó refugiarse en la actividad de autocuidado que acostumbraba antes: el ejercicio. Después del parto no podía correr, así que se subió a la elíptica. No obstante, tenía muy poco tiempo para ejercitarse; y, cuando lograba hacerlo, le enfurecía que su cuerpo no pudiera desempeñarse como antes. Asistió entonces a una clase sobre maternidad y estrés posparto, pero eso solo la hizo sentir más presionada, pues empezó a comparar el desarrollo de Felicity con el de los otros bebés. Entre más se empeñaba en implementar algunas de esas soluciones de autocuidado (que alguna vez le funcionaron), más alejada se sentía tanto de sí misma y de su familia.

Un día, durante una sesión de terapia en mi consultorio, Shelby describió un nuevo sentimiento que apenas empezaba a entender. Durante las sesiones de alimentación triple, después de que Shelby y Felicity pelearan con sus senos, Shelby le pasaba la niña a su esposo para que él la alimentara con el biberón, la hiciera eructar y la sosegara mientras Shelby se extraía la leche materna. En esos momentos, Shelby terminaba mirando a su esposo con envidia y recelo, pues mientras él pasaba tiempo de calidad y disfrutaba de las mejores experiencias con su hijita, la madre se veía obligada a hacer funcionar algo que simple y sencillamente no estaba funcionando. También se dio cuenta de que empezaba a desarrollar emociones negativas hacia su hija; estaba resentida con Felicity porque no contribuía a resolver el problema al amamantar como se esperaba. Y, al mismo tiempo, se dio cuenta de que, si quería ser la madre en la que esperaba convertirse, tendría que renunciar a su ideal de lactancia. Una vez que tomó esa decisión tan difícil, se dio cuenta de que volvía a sentir que era ella misma. Empezó a dormir un poco más, a sentirse más cómoda con su cuerpo y a salir a correr por periodos breves sin tener que obligarse a hacerlo; además de que se sentía más relajada en entornos grupales en los que había otras madres como ella.

En su popular libro *Sin esfuerzo*, el autor y experto en liderazgo Greg McKeown discute un aspecto importante de la toma de decisiones: la diferencia entre métodos y principios. En sus propias palabras: «Un método puede servir una vez para resolver algún tipo específico de problema. Los principios, en cambio, son aplicables de forma generalizada y recurrente».[10] Los autocuidados ficticios son un *método*; en el momento, salir a correr puede mejorar tu estado de ánimo, pero no logra cambiar las circunstancias de la vida que te hicieron sentir drenada, exhausta o deprimida.

Por otro lado, el autocuidado del bueno consiste en profundizar e identificar los *principios* nucleares que guían la toma de decisiones. Cuando incorporas esos principios a tu vida, no solo sientes un alivio momentáneo, sino que diseñas un sistema de vida que impide que los problemas surjan de primera instancia. Dicho de otro modo, implementar la metodología de los autocuidados ficticios conlleva una actitud reactiva, mientras que la práctica del autocuidado del bueno es algo proactivo. Volviendo a Shelby, el ejercicio y el grupo de apoyo posparto eran métodos que a simple vista parecían útiles, pero que en esa nueva fase de su vida ya no le brindaban sustento.

Al tomar la decisión de dejar de amamantar, Shelby recurrió a los principios del autocuidado del bueno; es decir, puso límites (puesto que venía de una familia grande que vivía en la misma región, tenía muchos parientes que disfrutaban darle consejos no solicitados sobre cómo alimentar a su bebé), desarrolló compasión por sí misma (al reconocer el resentimiento que había surgido hacia su hija y hacia su esposo), identificó sus valores (al priorizar las relaciones con su hija y con su esposo) y ejerció su poder (al usar su agencia para tomar una decisión difícil). Como madre primeriza, su método específico de autocuidado del bueno consistió en abandonar su ideal de lactancia y aceptar el nuevo camino de priorizar sus relaciones.

Debo aclarar una cosa: el ejercicio y el grupo de apoyo no eran malas soluciones (de hecho, los psiquiatras solemos recomendar el movimiento físico, pues está científicamente demostrado que es una estrategia que mitiga la depresión leve). En este caso, el problema era que el ejercicio le provocaba estrés psicológico porque Shelby comparaba su desempeño actual con el que tenía antes de su embarazo. De igual modo, en las sesiones grupales, el rezago en el crecimiento de su hija le causaba inquietud. Sin embargo, una vez que empezó a practicar el autocuidado del bueno y reconfiguró el plan de alimentación para Felicity, Shelby descubrió que podía volver a ejercitarse de forma saludable y que podía ser más compasiva consigo misma en el grupo de apoyo de madres.

Conforme avances en el libro, descubrirás que tus propios *métodos* de autocuidado del bueno serán distintos a los de otras personas al depender de tu situación particular. Sin embargo, llama la atención que los *principios* serán bastante consistentes. Si empiezas a implementar estos principios en tu propia vida (y ni siquiera es necesario que lo hagas a la perfección, basta con empezar), descubrirás que tus propios métodos de autocuidado del bueno empezarán a volverse más claros para ti.

¿Y SI A MÍ ME ENCANTA TODO ESO DEL *WELLNESS*?

La historia de Shelby resalta un detalle significativo. Sé que hay quienes disfrutan y hasta anhelan realizar sus prácticas de *wellness,* como el yoga, la meditación o el trabajo energético. No es mi intención hacer sentir mal a nadie que recurra a este tipo de actividades. De hecho, en los años posteriores a mi salida de la secta, he participado en una o dos sesiones de Reiki (¡incluso mientras escribía este libro!). Quizá te parezca confuso porque la premisa de la solución que propongo parece ir en contra de la comercialización del *wellness* y las prácticas «esotéricas». Pero permíteme explicarme mejor: mientras que una clase de yoga puede ser muy enriquecedora para una persona, para otra puede ser simplemente una estrategia de evasión o una escapatoria. Como acabo de explicar, hay infinidad de *métodos* que podemos usar para cuidar de nosotras mismas; el objetivo de este libro es ofrecerte *principios* orientadores que puedas implementar para descubrir tus propios métodos. *El autocuidado del bueno no es un sustantivo; es un verbo.* Por ende, es posible que el trabajo que conlleva el autocuidado del bueno (es decir, establecer límites, ser autocompasiva y tener claros tus valores) te incline hacia cierto tipo de actividades que favorezcan tu bienestar. Por ejemplo, si tienes una conversación difícil con tu pareja sobre el hecho de que necesitas espacio en la semana para tomar clases de yoga, te tratas con amabilidad durante esta y reflexionas explícitamente sobre cómo practicar ese ejercicio es compatible con tus valores, ¡estarás llevando a cabo un autocuidado del bueno! El trabajo interno que te lleva a esa clase es justo lo que te hace avanzar de manera sustentable y consistente quizá haya temporadas de tu vida en las que el método sea el yoga, y quizá en otras temporadas el método sea distinto. El proceso interno —es decir, el autocuidado del bueno— es atemporal.

AUTOCUIDADO FICTICIO VS. AUTOCUIDADO DEL BUENO

Cuando recién empieces a llevar a cabo un autocuidado del bueno, es posible que te sea difícil distinguirlo del autocuidado ficticio. No obstante, espero que la siguiente tabla te permita identificar la diferencia.

Autocuidado ficticio	**Autocuidado del bueno**
Prescrito desde afuera.	Se origina en tu interior.
Es un sustantivo que, por lo regular, describe una actividad o producto.	Es un verbo que describe un proceso de toma de decisiones interno e invisible.
Ejemplos comunes: clase de yoga, *app* de meditación, crema facial costosa.	Es el proceso interno que ocurre antes de que tomes la decisión de ir a la clase de yoga, usar la *app* de meditación o ponerte la crema facial costosa.

Mantiene el *statu quo* en tus relaciones personales o familiares; no contribuye a cambiar los sistemas más generales.	Te permite cubrir tus necesidades relacionales y puede favorecer cambios dentro de tu familia, tu lugar de trabajo y otros sistemas más amplios.
Suele hacerte sentir alejada de ti misma.	Te acerca a ti misma y a lo que más te importa.
Suele ir acompañado de sentimientos de culpa (por no llevarlo a cabo o por ignorar otras responsabilidades mientras lo llevas a cabo).	Requiere que aprendas a lidiar con la sensación de culpa como parte del proceso.
Te permite evadir o ignorar los costos o riesgos emocionales.	Conlleva un costo emocional a corto plazo que te permite cosechar ganancias emocionales a largo plazo.

Ahora que conoces mejor la diferencia entre el autocuidado del bueno y el autocuidado ficticio, hazte las siguientes preguntas:

- ¿Qué tipos de autocuidado ficticio has probado?
- ¿En qué circunstancias es más probable que recurras a los autocuidados ficticios?
- ¿Qué aspectos de los autocuidados ficticios te han decepcionado más?
- ¿Hay algunas actividades o prácticas de bienestar que te hayan ayudado?
- ¿Estas actividades te detonan ciertos sentimientos o pensamientos acerca de ti misma?

- Para integrar estas prácticas de bienestar útiles a tu vida, ¿has notado cambios en la forma en que te hablas a ti misma o en la forma en que vives tus relaciones? De ser así, ¿qué cambios has observado?

Conforme avances en la lectura, vuelve a estas preguntas para distinguir qué actividades caen en la categoría de autocuidados ficticios y cuáles son compatibles con el autocuidado del bueno. Con el tiempo, hacerte estas preguntas te resultará muy natural.

Capítulo 2

POR QUÉ ES DIFÍCIL RESISTIRSE A LA SEDUCCIÓN

LAS FORMAS EN QUE RECURRIMOS A LOS AUTOCUIDADOS FICTICIOS

A lo que me refería cuando dije «No tengo tiempo» es que cada minuto que pasa estoy decepcionando a alguien...

KATE BAER

Hace cinco años, mientras estaba exhausta por mi trabajo al mismo tiempo que intentaba descifrar cuál sería mi siguiente paso, decidí pasar una semana en Esalen, en Big Sur, un hermoso centro de *wellness* construido en las colinas que dan al Océano Pacífico. Con mi salario de residente, este retiro era para mí un gran lujo, de modo que llegué decidida a tomármelo *muy en serio*. Tenía *grandes dudas* sobre la vida que esperaba resolver, y estaba decidida a tener todo solucionado para el final de la semana. Disfruté los baños termales de azufre junto al mar, los masajes sanadores y los panes tostados con aguacate. Me empeñé en llevar un diario y meditar mientras buscaba respuesta a aquellas dudas existenciales que, estaba convencida, encontraría durante aquel retiro.

Un día, conocí a una pareja de sesenta y tantos años que llevaba décadas yendo a Esalen una vez al año. Mientras almorzábamos quinoa con calabaza, me contaron que el viaje a Esalen era su vacación anual. De pronto empecé a sentirme moralmente indignada, como si me hubieran insultado. ¡Ir ahí no eran vacaciones! ¡Yo estaba aquí para trabajar en serio! En retrospectiva, me doy cuenta de que seguramente esa pareja tenía más claro que yo lo que la cultura del *wellness* puede ofrecernos y lo que falta en esa ecuación. El *wellness* nos puede brindar un alivio temporal, pero no puede cambiarnos a nivel interno, a menos que primero hagamos el trabajo de autocuidado del bueno.

En este capítulo te pediré que prestes más atención a cómo los autocuidados ficticios aparecen en tu vida. Muchas personas no reconocemos la mentalidad que nos conduce hacia los autocuidados ficticios, y el primer paso para cambiar es ser conscientes de lo que no nos está funcionando. Por eso, en este capítulo te enseñaré las tres razones más comunes por las cuales recurrimos a los autocuidados ficticios:

- Escape
- Logro
- Optimización

Es importante recordar que estos mecanismos de afrontamiento no son *malos*; recurrimos a ellos en busca de alivio cuando estamos estresadas o abrumadas. En términos generales, estos tres mecanismos de afrontamiento provienen del comprensible deseo de controlar tanto nuestra vida como nuestras circunstancias. El problema es que por lo regular no satisfacen nuestras necesidades más profundas, por lo que terminan siendo simples curitas y no soluciones sostenibles. Quizá te identifiques con más de uno de los siguientes ejemplos, lo cual no tiene nada de malo. Por lo regular, todas las personas recurrimos a este tipo de actividades en distintos momentos de nuestra vida, y yo no soy la excepción. Así que revisémoslos uno por uno.

EL AUTOCUIDADO FICTICIO COMO ESCAPE

Mi paciente Monique, una mujer de 25 años, creció en el seno de una familia de inmigrantes sumamente unidos, religiosos, controladores y con altísimas expectativas. Además, su padre era discapacitado, y ella se sentía muy responsable de cuidarlo. Dado que es enfermera, su visión de la vida era trabajar, trabajar, trabajar, trabajar y luego seguir trabajando hasta que su cuerpo no pudiera más. Sus padres habían migrado a Estados Unidos desde Medio Oriente antes de que Monique naciera y, en tanto que eran microempresarios exitosos, le inculcaron esa mentalidad a su hija desde pequeña. Cada seis meses, Monique despilfarraba su dinero de manera impulsiva en un sofisticado retiro: yoga en Bali, meditación zen budista al norte de Nueva York, equinoterapia en Montana.

Durante nuestras sesiones, Monique y yo caímos en la cuenta de que esos viajes periódicos eran una forma de escape. Cada vez que se iba a uno de esos retiros en donde la consentía el amable personal y donde las clases de yoga y los masajes ya estaban previamente reservados para ella, no solo se sentía apapachada, sino también muy cuidada, aunque fuera por desconocidos. Para Monique era un agradable cambio de ritmo, que en su vida real no permitía que otras personas la cuidaran, y que, en vez de ello, adoptaba el papel de cuidadora. Pero ¿a quién no le gusta que la consientan y le sirvan? Sin embargo, aquello jamás se traducía en un cambio de verdad: aunque Monique salía del retiro sintiéndose renovada, nunca aprendió a integrar esas rutinas a su vida cotidiana, de modo que volvía a su monotonía caótica, saturada y abrumadora que la quebraba de nuevo.

Aunque la cultura aspiracional del *wellness* nos vende los autocuidados como una forma de escapar de nosotras mismas, la verdad es que no importa cuánto recurramos a los autocuidados ficticios, pues *seguiremos siendo quienes somos.* Usar los autocuidados para escapar de la vida normal puede ser algo que disfrutemos de forma temporal, pero rara vez trae consigo cambios duraderos; esto se debe a que nuestro verdadero yo está presente en nuestras decisiones cotidianas, de modo que, cuando usamos los autocuidados ficticios, lo hacemos como método de afrontamiento para escapar de ellas y para no tener que tomar decisiones de verdad.

Imagínate un retiro típico de *wellness* cualquiera, como aquellos a los que Monique asistía periódicamente o al que yo fui en Esalen. Yoga en la playa a las 8:00 a. m., barra de jugos desintoxicantes a la hora del almuerzo, sesión de sanación auditiva antes de la cena... todo está preprogramado para ti. Dependiendo de tus intereses (y tu cartera), puedes pasar una semana en un *spa*, en un retiro de meditación silenciosa en las montañas o, incluso, solo hacerte un *manicure* y un *pedicure* a un *spa* local. Sin importar dónde lo hagas, la idea es «retirarse» del mundo real y aislarse en un entorno agradable, con comida saludable y paisajes apacibles que te permitan enfocarte únicamente en tu mejoría personal. Nos lo venden como una forma de desarrollar un estilo de vida más saludable y promover hábitos que favorezcan el bienestar, pero el meollo del asunto es que estas escapatorias temporales nos permiten, al menos por un instante, dejar de lado las decisiones difíciles que debemos tomar en la vida diaria. Y ¿quién de nosotras no se siente más ligera y hasta eufórica al pensar en escapar de las dificultades cotidianas?

Esa sensación de euforia —casi equiparable a la exaltación de una droga— me recuerda a algo que alguna vez le escuché decir a un famoso roquero frente a un grupo de fans durante una cena en ni más ni menos que un retiro de *wellness*. Se encontraba sobrio y llevaba en recuperación varios años, pero hacía poco le había dicho a su terapeuta que sentía la necesidad de entrar de nuevo a rehabilitación. No ansiaba consumir drogas o alcohol, sino que más bien quería pasar una semana con estructuras previamente determinadas en donde él no tuviera que tomar decisiones de verdad. Su terapeuta le sugirió que asistiera a aquel retiro de *wellness*.

Tiene mucho sentido si consideramos que este tipo de retiros suelen seguir el patrón de los programas de 12 pasos: te registras en una residencia asistida durante algunos meses, te desintoxicas de la sustancia a la que eres adicto, desarrollas nuevos hábitos saludables y habilidades de afrontamiento, y sales al mundo con nuevas herramientas. La mala noticia es que mucha gente que sufre trastornos de abuso de sustancias tiene dificultades para mantenerse en sobriedad cuando salen de los confines del centro de rehabilitación. De igual modo, mucha gente tiene dificultades para seguirse cuidando a sí misma de forma adecuada fuera de las fronteras del retiro de *wellness*.

Aun si no somos conscientes de ello, recurrimos a este tipo de autocuidados ficticios porque deseamos escapar de nosotras mismas. Tal vez estamos huyendo del duelo o de la destrucción causada por un matrimonio fallido o por la muerte de alguien cercano. Es comprensible, en tiempos aciagos buscamos un refugio que nos permita descansar de las tragedias de la vida diaria. Como lo mencioné en la introducción, por eso recurrí a la secta, porque estaba buscando una escapatoria. Tal vez tú no estés huyendo de una pérdida, sino del hastío de la vida diaria y del hecho de que al parecer hasta la más mínima decisión trae consigo una pesadísima carga emocional: «¿Haré panqués para llevar a la escuela de mi hijo o los compraré en una tienda? Si los compro en vez de hornearlos, ¿significa que soy mala madre? Pero es que no tengo tiempo para hornear. Tal vez podría hacerlo si no voy esta noche al gimnasio». Vivimos en un conflicto interno que el retiro de *wellness* ahuyenta... *pero solo de forma temporal.*

La realidad es que los baches de la vida diaria, las luchas interpersonales y los conflictos internos son las cosas que nos hacen ser quienes somos. Nos configuramos a partir de las decisiones que tomamos en la vida real y que nos permiten descubrir lo que de verdad importa. Entiendo que a veces parezca demasiado pesado deshebrar los enredados hilos de lo que sí nos funciona en la vida y lo que no, y sé que es laborioso emprender acciones para reparar aquello que está roto, pero te garantizo que la solución fácil jamás te brindará un alivio sostenible.

Dicho lo anterior, nadie debería avergonzarse por sentir ansias de escapar. En el siguiente capítulo ahondaré en cómo las mujeres en particular vivimos en un mundo en el que no contamos con el privilegio de tener tiempo o espacio propios para reflexionar. Por esa razón, la mayoría de las personas que asisten a los retiros de *wellness* suelen ser mujeres.[1] Muchas de nosotras solo logramos escucharnos de verdad cuando nos alejamos de todo. Y, en ocasiones, los retiros de *wellness* son el primer paso de un proceso mucho más largo y profundo de desmantelamiento de lo que no funciona en nuestra vida. Sin embargo, es improbable que una semana de autocuidados en un paraíso tropical sea el nirvana reorganizador de vida que nos permita volver a casa en un estado de renacimiento deslumbrante. En realidad, el verdadero trabajo comienza una vez que el retiro termina.

SI TE IDENTIFICAS CON ESTAS AFIRMACIONES, PODRÍAS ESTAR RECURRIENDO A LOS AUTOCUIDADOS FICTICIOS COMO FORMA DE ESCAPE

- En la vida diaria, dedico muy poco tiempo o energía a reflexionar sobre mis propias necesidades.
- Soy propensa a tomar decisiones extremas.
- Soy de esas personas que quiere todo o nada: o estoy «prendidísima» o estoy «completamente apagada».
- Siento que soy una persona por completo distinta cuando me voy de vacaciones o me distancio de mi vida regular.
- Tengo que alejarme de todo el mundo para sentir que vuelvo a ser yo misma.

EL AUTOCUIDADO FICTICIO COMO LOGRO

Mi paciente Sharon, una mujer blanca de 45 años que se acababa de mudar de Nueva York a Washington D. C., forjó su vida en torno a la acumulación de éxitos profesionales. Entre los veinte y los treinta y tantos años se enfocó al 100% en su carrera como periodista, y fue ascendiendo en el organigrama de la sala de prensa y armando un impresionante portafolio de investigaciones. Al crecer en una cultura que premia la participación en prácticas de *wellness*, Sharon no era del tipo de persona que ignorara su propio bienestar. Sin duda, su motivación estaba influenciada por sus orígenes familiares, pues era hija de una madre soltera que no tuvo la oportunidad de estudiar una carrera universitaria, por lo que estaba decidida a forjarse una vida diferente de la que había tenido de niña. Por lo tanto, comía bien y estaba en forma (es decir, se pagaba un gimnasio costoso y llevaba una estricta dieta de productos orgánicos y libres de toda clase de sustancias químicas dañinas). Dos veces al año asistía a un retiro de yoga para recargar baterías. Sin embargo, cuando la conocí, acababa de ser víctima de la volátil industria mediática y la habían despedido.

Al no tener la estructura jerárquica de ascender por el organigrama profesional, se sintió perdida. Por ende, redobló esfuerzos y se sumergió de lleno en el mundo del *wellness*. Se inscribió a cursos para formarse como instructora de yoga, participó en una carrera de 5 km y leyó todos los libros de autoayuda que llegaron a sus manos. Se volcó a su nueva pasión con la misma determinación con la que ascendió en el mundo profesional, y se sumergió por completo en el mundo del «autocuidado». Sin embargo, a pesar de entregarse en cuerpo y alma, seguía sintiéndose aislada y desesperada.

A lo largo de nuestras sesiones, logramos entender que ese «autocuidado» en el que Sharon se había sumergido mientras trabajaba y después del despido no era más que un medio para alcanzar un fin: su objetivo era ganar y asegurarse de que la gente que la rodeaba supiera que era una triunfadora. Después de cada clase de yoga se tomaba una *selfie*. De manera obsesiva, registraba cada uno de sus entrenamientos de atletismo en una hoja de cálculo. Sin importar qué actividad realizara, a nivel mental tenía un rasero que usaba todo el tiempo para juzgarse y determinar si en verdad estaba a la altura. En una ocasión, Sharon me confesó que, al volver a casa después de un costosísimo retiro de yoga, descubrió que no se sentía mejor consigo misma, pues había pasado una semana entera obsesionándose con lograr el parado de cabeza perfecto y con verse divina con su atuendo deportivo.

Todo esto porque en el fondo de su ser, Sharon albergaba la sensación arraigada de que no valía nada. Desde niña había desarrollado el escudo del perfeccionismo, y le habían inculcado (tanto en casa como dentro de su cultura más general) que su valor estaba atado a sus logros y, sin importar qué tan grande fuera el logro, jamás se convencía de su valor esencial e intrínseco. Al igual que muchas de nosotras, Sharon tenía en su interior un fantasma hambriento que le hacía jugarretas. Según el budismo, los fantasmas hambrientos son criaturas esqueléticas con cuellos largos y esbeltos y panzas protuberantes que siempre están famélicos, pero nada puede saciarlos jamás. Mientras Sharon amasaba logros profesionales, participaba en triatlones y se convertía en instructora de yoga en nombre del «bienestar personal», nada de ello le ofrecía una sensación de dominio ni de orgullo porque aquellos autocuidados no se sustentaban en el amor propio ni en la compasión por sí misma. En vez de eso, la voz interna que la empujaba hacia el autocuidado ficticio era la misma que la incitaba a desvelarse haciendo presentaciones para el trabajo: la vergüenza.

Y Sharon no es la única; muchas mujeres crecemos sintiendo que no somos lo suficientemente buenas tal y como somos. Sin embargo, en algunos casos, este déficit es tan grande que la necesidad de triunfar nos ciega. En 2016, Weight Watchers realizó una encuesta a 2000 mujeres y observó que, en promedio, las mujeres se criticaban a sí mismas unas ocho veces al día, y al menos la mitad afirmó que los pensamientos autocríticos comenzaban antes de las 9:30 a. m.[2] El 60% de las participantes comentó también que había días en los que se criticaban a sí mismas sin parar. En el caso de mujeres que se critican a sí mismas de esa manera, como hacemos muchas de nosotras, la vida puede parecer una serie interminable de carreras que debemos ganar para demostrar nuestra valía. En este contexto, los autocuidados ficticios se convierten en una actividad más en la que debemos triunfar, en un logro que debemos conquistar como cualquier otra cosa en la vida. No importa que enfrascarnos en ese ciclo sea agotador ni que jamás nos brinde una sensación de logro o de valía duradera.

Las ansias de triunfar, que por lo regular suelen estar motivadas de forma inconsciente por la vergüenza, usualmente se manifiestan en la búsqueda implacable de logros en el ámbito de los autocuidados ficticios, aunque ninguno de ellos sustente nuestro verdadero yo. Por el contrario, involucrarnos en autocuidados ficticios como mecanismo de afrontamiento solo nos lleva a emprender una competencia interminable que nos deja exhaustas, desgastadas y desconectadas de lo que de verdad importa en la vida.

A diferencia de las mujeres que usan los autocuidados ficticios como escapatoria —lo cual al menos brinda una sensación de alivio, aunque no sea duradera—, quienes se enfrascan en los autocuidados orientados al desempeño y los logros suelen caer rendidas bajo el peso de estos. Otra de mis pacientes, Priya, una mujer de 32 años que estaba embarazada por primera vez cuando llegó a mi consultorio, había lidiado con un cuadro de ansiedad durante casi toda su vida adulta. Priya creció en una familia originaria del sur asiático que priorizaba los logros, de modo que había sido una alumna sobresaliente, estudió derecho en una prestigiosa universidad y entró a uno de los mejores despachos de abogados de Washington D. C. antes de tomar la decisión de tener una familia. El embarazo le agregó un nuevo nivel de expectativas a su vida, así que Priya decidió lidiar con él sumergiéndose en la ortodoxia de los autocuidados. Empezó a monitorear sus pasos obsesivamente con ayuda de un fitbit, registraba hasta el último bocado de comida de manera religiosa y no faltaba ni por equivocación a sus clases de yoga prenatal. También se metió a varios grupos de Facebook sobre embarazo y se enorgullecía de publicar fotos y actualizaciones sobre sus rutinas de autocuidado en ellos, e incluso les daba consejos a otras mujeres sobre cómo practicar el autocuidado.

Ahora bien, llevar una dieta saludable y hacer ejercicio no es algo malo; de hecho, son cosas recomendables durante el embarazo. Sin embargo, en este caso, la lección es que Priya estaba usando la dieta y el ejercicio de forma errónea; es decir, estas prácticas se acompañaban de tanta presión que le hicieron daño, en lugar de mejorar su bienestar emocional. Si faltaba a una clase de yoga entraba en pánico y evitaba a salir a cenar con sus amigas para mantener el control de su dieta. Además, se le dificultaba encontrar un equilibrio entre el autocuidado y las crecientes exigencias de su trabajo en el despacho de abogados. Cuando desarrolló diabetes gestacional en el tercer trimestre, se sintió angustiada.

En el transcurso de varias sesiones, descubrimos que Priya había estado usando los autocuidados durante el embarazo como una especie de boleta de calificaciones escolares. Desde su punto de vista, si se desempeñaba a la perfección en el autocuidado, sería una buena madre para su bebé, que todo saldría perfecto durante el parto y que su bebé estaría a salvo. Además, su desempeño en el autocuidado implicaba que estaba adquiriendo un dominio sobre la maternidad desde el principio y, de forma inconsciente, su bebé se había convertido en un reflejo de su propio deseo de éxito. A través del trabajo terapéutico, Priya —quien creció en una familia caótica y vivió abuso emocional de niña— logró entender que su gran preocupación era ser una mala madre. Al enfocarse en el autocuidado performativo para alcanzar una versión idealizada de la maternidad, intentaba defenderse psicológicamente de sus temores más profundos.

Al igual que Priya y Sharon, sin importar si es a través de una atención excesiva en la alimentación, el ejercicio o el mejoramiento personal, tú también podrías estar usando los autocuidados ficticios como rasero para evaluar tu desempeño. La obsesión de nuestra cultura con las redes sociales no ha hecho más que intensificar este patrón, asegurándose de que todo acto de autocuidado ficticio tenga un público. En este caso, el autocuidado ficticio termina envuelto en la burbuja del perfeccionismo, la adicción al trabajo y el capitalismo. Recibir un tratamiento facial cada semana y tomar una costosísima clase de *fitness* se vuelven medallas que presumimos. Por desgracia, es imposible que estas actividades externas produzcan de forma sustentable las sensaciones que esperamos que nos provoquen; es decir, valía, aceptación, alivio. Para las mujeres atrapadas en esta tendencia a usar los autocuidados ficticios como una defensa performativa en contra de la sensación de que no son valiosas, el antídoto no radica en tomar más clases de SoulCycle ni en beber *lattes* con cúrcuma; radica en el trabajo constante del autocuidado del bueno.

SI TE IDENTIFICAS CON ESTAS AFIRMACIONES, PODRÍAS ESTAR RECURRIENDO A LOS AUTOCUIDADOS FICTICIOS COMO LOGROS

- Con frecuencia evalúo mis acciones de acuerdo con un patrón mental.
- La idea de perder (ya sea en la vida profesional o personal) me resulta repulsiva.
- Mi valor propio depende en gran medida de mi capacidad para que me vean como una mujer exitosa.
- Suelo compararme con otras personas.
- Es de esperarse que me sienta triste o poco valiosa cuando no estoy a la altura de terceros.

EL AUTOCUIDADO FICTICIO COMO OPTIMIZACIÓN

Anita es una mujer de 42 años, microempresaria, de ascendencia coreana y madre de tres pequeños. Su esposo, que es piloto, pasaba semanas lejos de casa, lo que implicaba que Anita fuera la principal administradora del hogar. Si alguien sabía lo que era necesitar herramientas de ahorro de tiempo y organización era ella. Cuando llegó a mi consultorio hace varios años, se sentía desconectada de la vida y de sus hijos. Organizaba meticulosamente sus días porque sentía que era necesario; dicho de otro modo, si las cosas no salían en tiempo y forma, era casi un hecho que todo se iría al diablo. Por ende, Anita abordaba la organización del hogar del mismo modo que la organización de su pequeño negocio: con extraordinaria destreza y un gran énfasis en la productividad y el control. Claro que era de esperarse, pues su madre también era la encarnación de la administradora del hogar hipereficiente. Para Anita, eso significaba interminables investigaciones y subcontrataciones, ya fuera por medio del uso de servicios de comida domicilio, de compra con un solo clic y de repartidores. Si existía la forma de ahorrar tiempo, la ponía a prueba con la intención de alcanzar la meta elusiva de tener más momentos para dedicarlos al autocuidado.

Quizá no creas que los servicios de entrega de comida y otras estrategias de ahorro de tiempo sean autocuidados ficticios y, para ser sincera, yo tampoco lo creía al principio. Sin embargo, cuando entendí la diferencia entre *métodos* y *principios* que esbocé en el capítulo anterior, fue como si una lámpara se iluminara en mi cerebro. Los servicios de entrega de comida son un método, no un principio. Al trabajar con pacientes como Anita durante los últimos años, he descubierto que, si los observas de cerca, estos servicios diseñados para optimizar la vida y cuya publicidad suele estar dirigida a mujeres ocupadas que necesitan ayuda en el hogar son incómodamente similares a los retiros de *wellness* o a las dietas de moda porque son un *método*. Nos los venden como *la* solución, como si el esfuerzo se acabara una vez que te reapropias de una hora extra al día. Y claro que ese tipo de gestión puede ser útil para sobrellevar la vida y liberar tiempo y espacio que sin duda necesitamos, si es que nos podemos dar el lujo de costearlo. Sin embargo, durante nuestras sesiones, Anita y yo nos dimos cuenta de que algo no funcionaba del todo bien.

Como verás, a pesar de que ella diseñó la solución de productividad y organización «perfecta» para cubrir las necesidades de su familia, seguía sintiéndose incompleta. Seguía sintiendo que estaba *administrando* a sus hijos, en lugar de *estar* con ellos. Los servicios de entrega de alimentos y las técnicas de ahorro de tiempo no hacían daño, pero el problema era que Anita no lograba apagar su cerebro ni dejaba de pensar en cómo mejorar las cosas. Cuando no lograba cumplir con su lista de pendientes, se sentía incómoda y ansiosa. E, incluso cuando sí cumplía con toda la lista, se preguntaba si de verdad estaba maximizando todos los aspectos de su vida por el bien de sus hijos, de su pareja y de su vida profesional. ¿En serio estaba siendo la «mejor» versión de sí misma? En ese momento caímos en cuenta de que «mejor» era sinónimo de «más eficiente, productiva y controlada», no de satisfecha ni feliz.

Este tipo de importancia que le damos a la eficiencia y a la productividad es una trampa que mantiene a las mujeres atrapadas en una especie de rueda de ejercicio para roedores, sobre todo en el caso de aquellas que deben realizar cientos de tareas semanales para mantener en pie su hogar. Es una falacia que si adquirimos tal producto para que los niños duerman mejor o si encontramos el secreto para una mejor organización, entonces nuestra vida personal y profesional se transformará. El tipo de optimización que ofrecen los autocuidados ficticios nos seduce porque nos promete una solución mágica: que algún día alcanzaremos el pináculo de la productividad y la eficiencia, de tal modo que al fin sentiremos que tenemos el control absoluto de nuestra propia vida. Sin embargo, el problema es que nunca alcanzamos ese punto porque no nos han inculcado que debemos dar el paso esencial de identificar los principios.

Esto me recuerda a la ex-CEO de Yahoo, Marissa Meyer, quien se popularizó cuando dijo que era posible trabajar 130 horas a la semana si lográbamos ser eficientes con respecto a «cuánto dormimos, cuándo nos bañamos y con qué frecuencia vamos al baño». Es la filosofía Silicon Valley, la cultura que propone Sheryl Sandberg en *Vayamos adelante,* que nos dice: «Sigue haciendo más, más, más y más, y algún día llegarás "ahí"». Dejando de lado que son pocas las mujeres quienes tienen el privilegio de seguir los consejos de Sandberg, el problema es que cuando las mujeres se creen el discurso de la industria del autocuidado ficticio, por lo regular no se cuestionan dónde es «ahí». Cuando usamos la eficiencia como mecanismo afrontamiento para lidiar con el caos de la vida moderna, es fácil olvidar el verdadero objetivo de esta eficiencia: liberar tiempo y espacio para nosotras mismas. *Hacer más no siempre se traduce en sentirnos mejor.*

En este caso puede ser útil conocer un poco más el cerebro y la forma en que se procesan las emociones. Las regiones cerebrales que usamos cuando trabajamos en nuestra lista de pendientes se ubican en la corteza prefrontal, que es básicamente el cerebro pensante que desea encontrarle sentido al mundo y ansía que haya orden y control. Sin embargo, las otras partes más primitivas del cerebro, que incluyen regiones como el sistema límbico, son las regiones en las que experimentamos la conexión, la empatía y otras emociones importantes. Curiosamente, cuando trabajo con mujeres con síndrome de *burnout,* es inusual que reconozcan que lo padecen. En vez de eso, dicen cosas como «Necesito que el día tenga más horas» o «Si tan solo pudiera terminar este reporte, tendría más tiempo y todo estaría bien». Esa es la reacción de la corteza prefrontal, la cual solo quiere seguir cumpliendo con cosas. Asimismo, silenciamos las partes sintientes del cerebro que piden a gritos un descanso. En vez de experimentar un rango de emociones saludable, las mujeres que se hiperenfocan en la productividad viven en un eterno juego de *ping-pong* entre el terror y el alivio.

Debo reconocer que también es mi caso. Cuando veo una interminable lista de pendientes, me siento como el correcaminos con la mirada fija en la meta. Es muy difícil dejarla de lado. Por ejemplo, mientras escribía este libro, mi compañero de vida y yo iniciamos tratamientos de fertilización *in vitro* para tener hijos. Se trata de un proceso que requiere mucho tiempo y es agotador a nivel emocional. Había ocasiones en las que me aferraba con uñas y dientes al calendario de escritura que había especificado de antemano, pues ansiaba tachar la lista de capítulos terminados y mantenerme al corriente a pesar de que sabía que lo que de verdad necesitaba era descansar. Me di cuenta de que me sentía más cómoda con la productividad porque me daba la ilusión de tener el control de las cosas y que desviarme de la lista implicaba el riesgo de permitirme sentir, reconocer que mi mente y mi cuerpo necesitaban un descanso y confiar en que sería capaz de recargar baterías y retomar el plan de trabajo.

Como imaginarás, el problema radica en esta incapacidad o rechazo a ponernos en contacto con nuestras emociones. Las investigaciones sugieren que, de hecho, el bienestar se vincula con el cerebro sintiente, en especial con la sensación de conocerse a una misma y de ser vista. En un estudio realizado con más de 2 000 madres de familia, la doctora Lucia Ciciolla, psicóloga de la Universidad Estatal de Oklahoma, descubrió que el bienestar de las madres se asociaba a cuatro factores: sentirse amadas de forma incondicional, sentirse reconfortadas en momentos de dificultad, autenticidad en sus relaciones y satisfacción con sus amistades.[3] Además, un metaanálisis publicado en 2020 que examinó resultados de más de 30 000 participantes observó que la autenticidad o el grado en el que uno siente que es genuino consigo mismo se asocia con un mayor bienestar.[4] Si no eres capaz de entrar en contacto con tus emociones porque estás atorada en la espiral de la optimización prometida por los autocuidados ficticios, te resultará muy difícil sentirte amada, reconfortada o auténtica.

El otro problema es que, si eres como Anita, la optimización solo producirá más optimización, pues te mantendrás atorada en la corteza prefrontal. Durante nuestras sesiones, Anita descubrió que el tiempo que ahorraba con ayuda de los métodos de autocuidado ficticio no estaba utilizando para forjar conexiones auténticas consigo misma o con otros. En vez de eso, lo dedicaba a mantener su corteza prefrontal trabajando a tope. Lo que necesitaba en realidad (que es lo mismo que necesitan muchas otras mujeres) era reconectarse con su yo auténtico. Había caído en la trampa de pensar que podría convertirse en algo o alguien *más*: alguien más productivo, más deslumbrante. Sin embargo, ¿no sería que la verdadera realización —y el autocuidado del bueno— consistían en volverse más *ella misma?*

SI TE IDENTIFICAS CON ESTAS AFIRMACIONES, PODRÍAS ESTAR RECURRIENDO A LOS AUTOCUIDADOS FICTICIOS COMO MECANISMO DE OPTIMIZACIÓN

- Siempre estoy en busca de nuevas estrategias o soluciones para ahorrar tiempo.
- Con frecuencia digo que me relajaré una vez que cumpla con todo lo demás.
- Mi valor propio está profundamente ligado a mi productividad.
- Es difícil invertir tiempo o energía en mí misma cuando tengo un caos enfrente.
- Solucionar problemas me hace sentir mejor conmigo misma.

En los tres ejemplos que cité en este capítulo, mis pacientes buscaban algo —sentir alivio, logro, control— y, paradójicamente, los autocuidados ficticios terminaron *alejándolas* de esa meta, en lugar de acercarlas. Pero no fue su culpa. Mis pacientes y yo recurrimos a estos mecanismos de afrontamiento porque es lo que nos venden; y, siendo sinceras, estos métodos cumplen una función a corto plazo. No obstante, el problema es que el alivio es temporal y externo, en lugar de ser duradero e interno.

Por ende, si los autocuidados ficticios no son una solución sostenible, ¿por qué seguimos recurriendo a ellos? Por un lado, en la sociedad capitalista, la productividad individual se exalta a toda costa, y los autocuidados ficticios, que también se enfocan en lo individual, perpetúan este ciclo. En vez de permitirnos *ser* humanos, nos convertimos en *haceres* humanos, y el *yo* se vuelve algo cuantificable y medible, una simple suma de tareas y logros. Además, también influyen las diferencias de género. La realidad es que los autocuidados ficticios son un ligero bálsamo que nos permite seguir operando en los sistemas culturales y sociales en los que la mayoría crecimos, aquellos en los que las mujeres son las cuidadoras de los demás y de las emociones ajenas, y en donde se les condiciona para que prioricen el bienestar de otros por encima del suyo. Asimismo, los autocuidados ficticios perpetúan la narrativa tóxica de que tomar decisiones que favorezcan nuestro bienestar nos convierte en mujeres egoístas. Los autocuidados ficticios como solución a los pesares de las mujeres eximen de culpa a los sistemas. *Pero no es que ellas no estén haciendo lo suficiente; es el sistema el que nos está fallando.* En el siguiente capítulo discutiremos este tema más a fondo.

Capítulo 3

EL JUEGO ESTÁ AMAÑADO

EL PROBLEMA NO ERES TÚ

Otros países tienen redes sociales de seguridad. Estados Unidos tiene mujeres.

JESSICA CALARCO

Mi paciente Mikaleh era una mujer de 41 años que creció en el seno de una familia de cinco hijos. Era la mayor y la única mujer, y desde pequeña le correspondió ayudar con las labores domésticas y con la crianza de algunos de sus hermanos. Cuando acudió a mi consultorio, estaba en busca de tratamiento para la ansiedad que llevaba años padeciendo, aunque en realidad nunca antes había buscado ayuda profesional. Le diagnostiqué trastorno obsesivo-compulsivo y, además de psicoterapia, le receté medicamentos para manejar su padecimiento. En el transcurso de las primeras sesiones, Mikaleh empezó a entender lo importante que era para su bienestar (y el de sus dos hijas adolescentes) que tuviera bajo control su TOC. Y durante una temporada le fue muy bien.

Sin embargo, cuando su madre falleció de forma inesperada, todo se derrumbó. Mikaleh estaba devastada, pero no tenía tiempo para afligirse. En vez de eso, entró en modo hiperturbocuidadora. Su padre, quien recibía una pequeña pensión, no podía cubrir los gastos de su propio hogar y quiso mudarse al condominio de Mikaleh. Dado su estado de salud y su situación financiera, ella supo que debía cubrir los gastos médicos, los cuales serían costosos y por los que perdería sus ahorros. Para compensarlo, renunció a las clases de pintura que había planeado tomar ese semestre. De cualquier modo, no tenía tiempo para tomarlas, pues su padre era sumamente dependiente. La madre de Mikaleh había sido la principal cuidadora del padre (es decir, la que cocinaba tres veces al día; lavaba, tendía y doblaba la ropa, y ese tipo de cosas) durante los más de cuarenta años que estuvieron casados. Mikaleh adoptó ese mismo papel de inmediato sin renunciar a su empleo de tiempo completo como directiva de una ONG y sin dejar de cuidar de sus dos hijas, a quienes seguía criando en conjunto con su exesposo.

La decisión de brindarle un sinfín de cuidados a su padre fue prácticamente automática, a pesar de que con frecuencia se sentía molesta y resentida de que ninguno de sus cuatro hermanos (que ya eran adultos y vivían cerca) le ofreciera ayudar. Exhausta y desolada por el panorama de esta etapa de su vida —en la que ella era la única cuidadora de su padre—, comenzó a hundirse en la desesperación.

Sus penurias me resultaron demasiado familiares. Como al año de que inició la pandemia de COVID-19, publiqué en *The New York Times* un artículo como parte de la serie *The Primal Scream* (El grito primario); era un reportaje detallado sobre cómo las mujeres, en especial las madres trabajadoras, habían sobrellevado la situación. En el texto, planteé la hipótesis de que aquello a lo que le llamábamos *burnout* en realidad era otra cosa, una traición social de la índole más perturbadora. En el transcurso de la pandemia, entre más oía a mis pacientes usar el término, más me daba la impresión de que este no lograba capturar la gravedad de la crisis que ellas describían. Se trataba de mujeres que enfrentaban decisiones imposibles: enviar a un hijo a la escuela y arriesgarlo a que se expusiera al virus, o no presentarse al trabajo.

La distinción entre *burnout* y *traición* es crucial: mientras que el primero señala al individuo como culpable y responsable, y les dice a las mujeres que no son lo suficientemente resilientes, la segunda señala directamente a las estructuras fracturadas que las rodean. «La pandemia nos está enseñando a todos a lidiar con los golpes de la vida», me escribió alguien en redes sociales, «porque son potentes y frecuentes; y si no aprendes a seguir la corriente, la ola te revuelca». Cuando vives dentro de estructuras sociales que te dificultan la vida y te obligan a tomar decisiones que son moralmente imposibles, la desesperación no surge porque no hayas hecho tu mejor esfuerzo; la realidad es que esos mismos sistemas te traicionaron. Dicho de otro modo, esto no es tu culpa.

La realidad es que esos golpes eran habituales incluso antes de que la pandemia global arremetiera contra las mujeres. Lo he visto con Mikaleh y con muchas otras, porque la realidad es que el juego ha estado amañado desde hace mucho. Nuestra sociedad patriarcal les ha endilgado a las mujeres tanto la carga mental —es decir, el peso cognitivo y emocional que conlleva la administración del hogar— como una serie de expectativas paradójicas que, en conjunto, nos impulsan a recurrir a los autocuidados ficticios porque buscamos con desesperación una forma de arreglar las cosas.

Pero no somos nosotras las que necesitamos arreglo; es nuestra cultura. Este capítulo no solo hace un repaso de las formas profundamente crueles en las que nuestros sistemas son fallidos, sino que también nos brinda una mirada panorámica de cómo el autocuidado del bueno puede ejercer cambios sistémicos a mayor escala. Estoy convencida de que, a menos que una gran cantidad de mujeres críticas comiencen a practicar el autocuidado del bueno, no será posible lograr auténticos cambios sistémicos.

Mientras que la segunda parte de este libro ahonda en las minucias de cómo implementar el autocuidado del bueno en nuestra propia vida por medio de herramientas y ejercicios prácticos, haremos una breve parada aquí porque quiero dejar en claro lo mucho que podemos lograr cuando lo practicamos. No es tu culpa que te sientas exhausta, desesperanzada o furiosa. Y espero que, a través de la historia de Mikaleh, quede claro que, aunque tú no eres el problema, sí puedes formar parte de la solución global.

EL PUNTO DE INFLEXIÓN

La traición social y cultural no es una entidad que sea fácil abordar en un único capítulo... ni siquiera en un libro entero. El racismo, el capitalismo y el colonialismo son algunas estructuras en torno a las cuales se construyen programas de posgrado enteros, de modo que mi abordaje nunca será lo bastante profundo. Por fortuna, no es necesario tener un doctorado para entender que las estructuras que nos rodean no funcionan. La mayoría somos conscientes de que nuestras estructuras sociales no están diseñadas para la gente, sino para optimizar los objetivos del sistema mismo. Por ende, el objetivo del capitalismo, por ejemplo, es el de obtener ganancias al interior del sistema; la supremacía blanca tiene el objetivo de mantener a los blancos en el poder; y el patriarcado se sostiene en la premisa de que los hombres son quienes deben encabezar el mundo.

A su vez, las académicas y pensadoras tienen debates sin fin sobre cuál de estos sistemas genera más traumas para las mujeres, pero el propósito de este libro no es brindar una respuesta definitiva sobre cuál de ellos es el peor. En vez de eso, mi intención es mostrarte cómo los cambios que hacemos al interior, a través del autocuidado del bueno, tienen el potencial de influir en estos sistemas y detonar un efecto dominó que ayude a otras personas.

Mikaleh había enfrentado una barrera sistémica tras otra. Al ser una mujer afrodescendiente en Estados Unidos, aprendió desde pequeña que debía esforzarse tres veces más que los demás para obtener el mismo respeto y nivel de éxito que sus colegas que no eran afrodescendientes. Y resultó ser cierto, pues Mikaleh hizo sus estudios universitarios en una institución predominantemente blanca en la que con frecuencia enfrentó discriminación y racismo. Más tarde, en su lugar de trabajo, era habitual que le preocupara cómo la percibirían si alzaba la voz o expresaba un punto de vista contrario, pues en su oficina ella era una de las únicas dos mujeres afrodescendientes. Dado que la sociedad capitalista valora las ganancias económicas por encima de todo, después del divorcio a Mikaleh se le dificultó pagar una niñera que cuidara a sus dos hijas. La desigualdad de género y el patriarcado habían desempeñado un papel crucial en su vida desde que tenía uso de razón, empezando por la pesada carga del trabajo de cuidados que le endilgaron por ser la única hija de la familia, y ahora por la expectativa tácita de que fuera quien tomara las riendas y se hiciera cargo de su padre.

Mikaleh dista mucho de ser la única de mis pacientes que ha enfrentado obstáculos sistémicos. Semana a semana recibo en el consultorio a pacientes que luchan contra alguno de estos crueles sistemas sociales o una intersección de varios.

- Dana, una doctora de ascendencia latinoamericana, descubrió que un colega de posgrado recibió una oferta salarial superior a la de ella, a pesar de que ambos tenían las mismas credenciales y experiencia laboral.
- Julie, una mujer afrodescendiente que buscaba ser socia del despacho legal en el que trabajaba, recibió durante el dictamen hecho por el jurado —conformado por puros colegas blancos— el comentario de que a la gente del despacho la percibía como «atemorizante».
- Candace, quien tuvo su primer hijo a los 39 años y era soltera por elección, no sabía cómo lidiaría con las preguntas en su lugar de trabajo cuando pidiera información sobre los permisos de maternidad de su empresa.
- Patricia, una mujer afrodescendiente, estaba en plena batalla con el distrito escolar que le correspondía porque se negaban a brindarle apoyo personalizado a su hija, la cual tenía necesidades especiales.
- Smita, quien estaba desgastada a causa de su empleo tóxico, pero que además tenía una enfermedad autoinmune y padecía depresión, se veía obligada a permanecer

en un entorno laboral abusivo porque de otro modo no podía solventar los gastos médicos.

- Amber, una mujer *queer*, evitó ir al ginecólogo durante años, a pesar de los múltiples antecedentes familiares de cáncer, pues temía volver a verse traumatizada por el sistema médico.

Y la lista continúa.

Como psiquiatra, tuve que reconocer que, si bien lo aprendido en la escuela de medicina y en la residencia me dio las herramientas para ayudar a mis pacientes a lidiar con la ira, la aflicción y la brutal desesperación que acompañan la lucha contra las barreras estructurales, no me orienta sobre los obstáculos sistémicos profundamente arraigados en nuestra sociedad. Eso tuve que investigarlo por mi cuenta. Veamos, por ejemplo, una escandalosa estadística que ejemplifica lo mal que están nuestros sistemas sociales: un estudio realizado en Suecia en el que participaron padres primerizos observó que, cuando a los hombres se les daban treinta días de permiso de paternidad con goce de sueldo, se reducía en 26% la cantidad de recetas de ansiolíticos prescritos a madres primerizas.[1] En Estados Unidos, en cambio, menos del 5% de los hombres toma más de dos semanas de permiso de paternidad.[2] A pesar de que existen estas brechas en materia de apoyo social, los profesionales de la salud mental rara vez toman en cuenta las barreras estructurales que acabo de describir cuando trabajan con sus pacientes.

Estoy convencida de que, como sociedad, estamos enfrentando un punto de inflexión; sin duda exacerbado por los estresores de la pandemia. Al respecto, la autora y periodista Anne Helen Petersen escribió: «No podemos esperar que llegue la ayuda a apagar el incendio y luego pasar una década alcanzando un fluido consenso sobre cómo reconstruir. Ese punto ya pasó. Por ende, la pregunta es ¿queremos seguir apuntalando el sistema existente y seguir publicando los mismos artículos de siempre sobre nuestra propia desintegración? ¿Será que nuestro cuerpo colapsará, pero que nuestras manos se mantendrán vivas para seguir publicando esos malditos artículos?».[3] En los últimos años he observado un cambio no solo en mis pacientes, sino también entre mis amistades y colegas; de hecho, también lo he experimentado a nivel personal. Pacientes que antes no hablaban de temas como el racismo o la desigualdad salarial empezaron a mencionar esos problemas sociales en terapia. Las mujeres que están en situaciones insostenibles empezaron a cuestionar las estructuras de poder. Al parecer, en el mundo entero, las mujeres estamos experimentando una especie de despertar colectivo a la realidad que nos aqueja.

Desde hace mucho lo saben las mujeres afrodescendientes y morenas, la gente LGBTQ+, las personas migrantes, quienes viven en situación de pobreza y, hoy en día, un sector más pudiente de la población, que también alcanzó este punto de inflexión. No obstante, la crisis trae consigo una oportunidad sustancial para hacer las cosas de forma distinta; de hecho, todos los puntos de inflexión vienen acompañados de posibilidades, así que analicémoslas juntas.

¿PERO QUÉ ES LO QUE QUIERO YO? LOS SISTEMAS QUE CALLAN A LAS MUJERES

Por la misma época en la que todo empezó a derrumbarse para Mikaleh, justo cuando estaba en medio de todas esas decisiones que al parecer estaban siendo tomadas por ella —la mudanza de su papá, tener que usar sus ahorros para pagar los gastos médicos del padre, pasar el día entero cocinando y limpiando y gestionando el cuidado de la salud del padre—, le pregunté a Mikaleh *qué quería ella*. No solo me contestó que no tenía la menor idea, sino que volteó a verme como si quisiera darme un golpe en la cara (es importante señalar que no es una experiencia inusual entre mis pacientes).

A Mikaleh le habían enseñado desde pequeña que su valor radicaba en cuidar a otras personas y que debía priorizar las necesidades de otros por encima de las suyas. Entre los veinte y los treinta y tantos años, eso se tradujo en acceder siempre que sus hermanos le pidieran dinero y, en esta nueva fase de su vida, significaba tomar las riendas y cargar en silencio con la responsabilidad de ser la única cuidadora de su padre. El condicionamiento al que la sometieron la llenaba de culpa cada vez que enunciaba sus preferencias, lo que además la hacía sentir egoísta por querer ser feliz o sentirse satisfecha.

El de Mikaleh no es un caso aislado; según la encuesta Bright Horizon 2017 del Modern Family Index, entre las parejas heterosexuales, las mujeres trabajadoras son dos veces más propensas que los hombres a ser las administradoras del hogar y tres veces más propensas que ellos a ser las encargadas de gestionar las actividades de los hijos. Entre parejas del mismo sexo, los estudios demuestran que, una vez que tienen hijos, también se suscita una división inequitativa de las labores domésticas, y suele ser la persona con menor ingreso quien se lleva la mayor carga. Después de la pandemia de COVID-19, investigadores descubrieron que la brecha de género en materia de horarios laborales se exacerbó entre un 20 y un 50%,[4] pues eran sobre todo las mujeres quienes proveían cuidados infantiles de tiempo completo mientras intentaban trabajar desde casa al mismo tiempo. Estados Unidos es el único de 45 países con ingresos altos en donde otorgar permisos con goce de sueldo a padres y madres primerizos no es obligatorio.[5] Las madres son más propensas que los padres a afirmar que no las consideran para un ascenso, y la mayoría de las personas que trabajan y tienen hijos afirman que contratar niñeros o pagar guarderías es demasiado costoso.[6] Ante esta brutal falta de apoyo, es más que comprensible que nos sintamos al borde del precipicio.

La falta de infraestructura para los cuidados afecta a todas las mujeres, como observarás en los ejemplos que mencioné. Sin embargo, he notado que tener hijos solo empeora las cosas, sobre todo entre parejas cishetero. Al interior del sistema familiar, pasa por dos razones. En primer lugar, desde el día uno, la configuración física y social para el embarazo, el parto y la primera crianza se construye en torno a una narrativa de sacrificio personal (¿cuánto dolor estás dispuesta a aguantar para tener un parto natural?, ¿qué tanto te estás esforzando por solo amamantar y evitar darle fórmula?, ¿someterás a tu hijo a los horrores de dejarlo llorar hasta que se duerma?). En segundo lugar, incluso si las parejas han discutido a profundidad la división equitativa del trabajo doméstico, las expectativas mejor intencionadas se caen por la borda en cuanto llega el bebé.

La autora y periodista Meg Conley usa el término *estafa comercial multinivel* para describir su experiencia: «En Estados Unidos, la maternidad es una estafa. Nos dicen que, si nos esforzamos lo suficiente, si criamos bien a nuestros hijos y si apoyamos el sueño americano, llegaremos a la cima. Pero nadie menciona que la jerarquía del éxito tiene forma de pirámide».[7] Después, Conley describe que, aunque en Estados Unidos la maternidad no llega acompañada de un kit inicial de suplementos a vender ni de productos de belleza con los cuales saturar hasta el cansancio a tus amigas de Facebook, sí trae consigo una falsa esperanza peligrosa y seductora que Conley observa también en las estafas piramidales y organizaciones multinivel (por si no lo sabías, se trata de estructuras en donde solo las personas que están hasta arriba obtienen ganancias, mientras que la mayoría de los participantes, que están en la base de la pirámide, no ven un solo centavo y hasta pueden terminar endeudados). Quienes están en la diminuta cima del triángulo suelen ser personas blancas con exceso de recursos, mientras que la población de la base, que conforma la mayoría de la pirámide, suele ser gente afrodescendiente o morena, de clase obrera o incluso de clase media, que tiene dificultades para pagar la guardería, para enviar a sus hijos a la universidad o para ser dueña de su propio hogar. La estafa del sistema consiste en convencernos de que, si seguimos siendo «buenas madres» y si cuidamos de los demás, algún día alguien cuidará de nosotras. Es un sistema que no está diseñado para madres (ni para gente no blanca o perteneciente a grupos minoritarios), sino que más bien forma parte de un sistema más grande que mantiene en pie el *statu quo*. Es más que notorio que quienes se benefician del trabajo y sacrificio de las mujeres no suelen ser las mujeres mismas.

Mikaleh no se detuvo a pensar quién se beneficiaba del hecho de que ella hubiera cocinado y recibido en casa a la familia cada fin de semana durante los últimos diez años, ni del hecho de que ella hubiera planeado y organizado todos los cumpleaños y las vacaciones (cosa que su familia disfrutaba, pero ella había terminado odiando). Y lo peor, durante su divorcio, a pesar de las dificultades económicas en las que se encontraba, Mikaleh le prestó dinero a uno de sus hermanos, y luego descubrió que lo usó para llevar a sus hijos a Disneylandia. Mikaleh era la fuerza de trabajo silenciosa del hogar, pero no era quien cosechaba los frutos de ese trabajo; los únicos que se beneficiaban eran sus hermanos y su familia extendida.

La doctora Silvia Federici, académica especialista en trabajo doméstico, vincula esta lucha específica de las mujeres (que no es solo de las madres) de manera directa con la labor doméstica no remunerada, que ella denomina *trabajo reproductivo*. Este tipo de labor es aquel que debe hacerse una y otra vez, que es esencial para la vida y que jamás tiene un final: mantener la despensa llena, asegurarse de que el auto tenga gasolina, atender las necesidades de los niños y los viejos, etc. La pandemia de COVID-19 evidenció la distinción entre el trabajo remunerado y el no remunerado, y nos mostró quiénes realizan este último. En palabras de Federici: «No podemos cambiar nuestra vida diaria sin cambiar sus instituciones inmediatas y al sistema político y económico mediante el cual se estructuran».[8] Dicho de otro modo, lo personal es político. Los sistemas capitalistas se construyen sobre el modelo del trabajo reproductivo no remunerado, mientras que celebra el que es pagado que se hace fuera de casa. Por ende, las trabajadoras del hogar suelen no recibir un sueldo, o se les paga uno muy ínfimo, y, de manera desproporcionada, son personas migrantes y personas no blancas.

La división inequitativa del trabajo reproductivo se extiende a la denominada carga mental, que es la expectativa de recordar lo que ya se hizo, lo que se necesita hacer y lo que se necesitará hacer a futuro. Dicho de otro modo, es la energía cognitiva y emocional que invertimos en la gestión, planeación, coordinación y preparación de las cientos de tareas que se requieren para que un hogar funcione. Con frecuencia les digo a mis pacientes que son como las presidentas ejecutivas de sus casas, además de las encargadas del departamento de publicidad, las representantes de recursos humanos y las asistentes administrativas.

La doctora Allison Daminger, socióloga e investigadora, define la carga cognitiva (que es la forma técnica de referirse a la carga mental) como «el anticiparse a las necesidades, identificar opciones para cubrirlas, tomar decisiones y monitorear su progreso».[9] Las investigaciones de Daminger han revelado que las mujeres se encargan mucho más de la anticipación y el monitoreo, lo cual es congruente con lo que he observado en el consultorio, donde mis pacientes se quejan de que, aunque pueden delegarles a sus parejas que saquen la basura cada semana, es imposible lograr que se encarguen también de planear el disfraz de Halloween de los niños o de determinar la fecha en la que se realizará la limpieza exhaustiva del hogar.

Las consecuencias emocionales y psicológicas que tiene en las mujeres el sobrellevar la carga mental son muy reales. Un estudio publicado en la revista *Sex Roles* en 2019 observó que la disparidad en la carga mental se asocia con alteraciones en el bienestar y menor satisfacción con las relaciones.[10] También se observó que las mujeres con mayores niveles de carga mental reportan mayores niveles de vacío emocional; son más propensas a mirar a su alrededor y pensar: «¿A esto se reduce la vida?». Lo veo con mis pacientes, muchas de las cuales hacen hasta lo imposible por ascender a nivel profesional y al mismo tiempo cumplir con las exigencias interminables de la maternidad, para después sentir que no están haciendo nada bien y resentir el hecho de que les toca llevar ese peso.

Mikaleh es el ejemplo perfecto de cuando la carga mental supera cualquier límite, al tener que atender las necesidades médicas de su padre, asegurarse de que a sus dos hijas adolescentes les fuera bien en la escuela y gestionar las responsabilidades laborales. En la cabeza le daban vueltas preguntas como: «¿Papá tiene suficiente medicamento o ya hay que pedir otra receta? ¿Cuándo hay que entregar los documentos a la escuela para que inicien las tutorías con el especialista en matemáticas? ¿Otra vez hay que darle mantenimiento al calentador?», etcétera, etcétera. Por si fuera poco, es a Mikaleh, y nunca al padre de sus hijas, a quien culpan por los percances domésticos, lo que explica por qué es ella la que se angustia tanto.

Aquí vienen bien las famosas palabras de Gloria Steinem: «El poder se puede tomar, pero no dar. El proceso de tomarlo es empoderamiento mismo».[11] La triste realidad es que, si se ha de resolver algo de lo anterior —la estafa piramidal, la división inequitativa del trabajo reproductivo, la abrumadora carga mental—, les corresponde a las mujeres hacerlo. Quizá estés pensando: «¡Eso no es justo! ¡Ya tenemos muchas otras cosas que hacer!». ¡Y tienes razón! ¡No es justo! *Además*, lo cierto es que la gente que tiene el poder rara vez está dispuesta a cederlo. El tipo de gente que se beneficia de los sistemas que existen en la actualidad no despertará un día y decidirá que quiere un sistema más equitativo. La gente en la cima de la pirámide *sí* reacciona a la presión de la base, pero la gente que está ahí no tiene el tiempo ni la energía mental para defenderse o cambiar la forma en que interactúa, ni de cuestionar por qué las cosas se hacen como se hacen. Así es como funcionan los sistemas de opresión y la razón por la que se mantienen en funcionamiento. Por ende, necesitamos que quienes están en la base (es decir, las mujeres, las personas no blancas, las personas *queer* y los grupos minoritarios) alcen la voz y, una vez que alcancen esos niveles de poder, empiecen a hacer cambios. Y es justo de eso de lo que trata el autocuidado del bueno.

LA PARADOJA DE LA ELECCIÓN

Quizá en este momento te sientas tentada a argumentar que si las mujeres pasaran menos tiempo preocupándose por que la ropa de sus hijos combine o asegurándose de que su casa parezca sacada de una revista de diseño, quizá tendrían tiempo para llevar a cabo el autocuidado del bueno. Dicho de otro modo, ¿las mujeres elegimos esta realidad? Como de costumbre, la respuesta no es tan sencilla como decir «sí» o «no».

La doctora Martha Beck, socióloga, escritora y *coach* de vida, ha pasado los últimos treinta años estudiando cómo la cultura afecta a las mujeres.[12] En su libro *El poder de la integridad* argumenta que lo que define a una sociedad es una serie de valores compartidos; por ejemplo, en nuestra cultura valoramos que la gente se forme en una fila para esperar su turno o que use cubiertos para comer espagueti. También hay valores más grandes: trabaja arduamente, levántate después de una caída y... ah, espera, también sé buena compañera de equipo... y eso no es todo, también eres la única persona responsable de tu propio destino. ¿Ves las contradicciones? Como hemos observado en incontables ocasiones, a las mujeres nos jalan en direcciones opuestas; nos piden que seamos abnegadas y que cubramos las necesidades ajenas, pero que, al mismo tiempo, sobresalgamos a nivel profesional y personal.

Es importante tomar en cuenta que no se reduce a algo tan sencillo como tomar las decisiones «correctas»; en vez de eso, debemos reflexionar de forma crítica sobre las decisiones *que tenemos al alcance*. Por ejemplo, Mikaleh debía elegir entre volver a estudiar y contribuir a los gastos médicos de su padre. Se vio *obligada* a elegir entre valores incompatibles: por un lado, quería ser la hija abnegada que cuidaba a su padre; por el otro, valoraba el aprendizaje continuo. En el fondo, Mikaleh sabía que el desahogo creativo era importante tanto para su bienestar como para su salud mental; por ende, cuando se inscribió a la clase de pintura, experimentó una emoción que hacía años que no sentía. Y sí, en teoría, podía decidir entre una cosa y la otra, pero el problema era que debía elegir el deber o su propio bienestar.

Hace poco, una amiga me compartió una anécdota similar con la que quizá te identifiques, aunque su situación no era tan crítica como la de Mikaleh. A su familia y a ella los invitaron a una fiesta «de traje». Ella se apuntó para llevar el postre, así que el día de la fiesta tuvo que terminar temprano su jornada laboral para hornear un pastel. Esto significaba que su esposo tendría que ir a recoger a los niños a la escuela. Esa mañana, su esposo le dijo a mi amiga: «Solo nos complicas las cosas. Podríamos haber comprado el pastel». En ese momento, mi amiga sintió que, hiciera lo que hiciera, no podría ganar. Sabía que la anfitriona de la fiesta se había esforzado en organizarla, de modo que un postre comprado se vería fatal. Nadie culparía a su esposo si el pastel era comprado y no casero; la señalarían a ella por fracasar como mujer. Y claro que eso había complicado los planes de viernes por la tarde, pero, hiciera lo que hiciera, siempre sería su culpa de una manera u otra.

«El dilema de la mujer moderna es un *koan*», me dijo la doctora Beck, haciendo referencia al concepto budista de un acertijo que desafía la lógica. «Es un problema sin solución».[13] Beck cree que las mujeres jugamos un juego que simple y sencillamente no podemos ganar. Somos los chivos expiatorios de la sociedad a los que se nos pide que realicemos la tarea imposible de resolver las contradicciones de la cultura entera.

Entre más tiempo le dedicas al trabajo, más culpable te sientes en casa. Entre mejor llevas el hogar, más atrasada te sientes en el trabajo. A las mujeres nos orillan hacia rincones cada vez más pequeños en donde no queda espacio para sentir otra cosa que no sea ira e impotencia. Los autocuidados ficticios son una ilusión que nos venden para, en palabras de Beck, «reconciliar lo irreconciliable». Como mujeres, cuando experimentamos este conflicto, nuestro primer instinto es culparnos a nosotras mismas y asumir que deberíamos ser capaces de encontrar la respuesta «correcta». Sin embargo, por desgracia, las cosas no funcionan de esa manera porque las reglas se contradicen entre sí: ¡no hay una respuesta *correcta!* Pero, en vez de eso, interiorizamos la paradoja como culpa, inseguridad y hasta desesperación.

Las investigaciones lo confirman. Un estudio realizado en la Universidad Mercer con 31 madres de familia exploró las prácticas de autocuidado durante el periodo posnatal.[14] En el proceso se observó que las mujeres expresaban dos temas contradictorios que las jalaban en direcciones opuestas: el autocuidado es primordial y la abnegación es sinónimo de maternidad. Por un lado, los autocuidados se consideran responsabilidad de la mujer y como parte de cumplir con la expectativa social de satisfacer nuestras necesidades individuales. Por otro lado, la abnegación, en especial si está al servicio de niños o parejas, se concibe como el ideal femenino. Los autocuidados ficticios pasan completamente por alto estos valores culturales contradictorios que promueven que las mujeres se sacrifiquen por otros, aunque también que sean ambiciosas a nivel profesional. Pero es imposible cuidar de ti misma con un horario laboral de cuarenta horas a la semana y sin la posibilidad de pagar una guardería o niñera. Comprar una agenda nueva o ir a clase de yoga no cambia el hecho de que llevamos a cuestas una parte desproporcionada de la carga mental.

Es una paradoja ineludible, ¿verdad? Si nos quedamos atoradas en la impotencia que sentimos porque el sistema está en nuestra contra, no contribuiremos al cambio. Si nos sumergimos en los autocuidados ficticios y aceptamos con sumisión las estructuras dominantes del patriarcado y el capitalismo, internalizaremos la enfermedad y exoneraremos al sistema.

No podemos darnos el lujo de hacer ninguna de las dos.

En vez de eso, para que ocurran cambios de verdad —y para que el autocuidado del bueno nos ayude a construir una estructura social más equitativa y pareja—, las mujeres debemos hacer dos cosas:

- Aceptar el cambio interno
- Cultivar lo que se conoce como pensamiento dialéctico

Con respecto a lo primero, Einstein dijo que «un nuevo tipo de pensamiento es esencial si la humanidad quiere sobrevivir y alcanzar niveles más elevados». En pocas palabras, los valores abrumadores, las contradicciones y las expectativas imposibles que nos imponen a las mujeres no tienen el menor sentido. No podemos aspirar a que las estructuras o reglas externas nos salven porque la lógica[15] del exterior es profundamente fallida. Por ende, debemos aspirar a algo del todo distinto, a una solución que desafíe todo lo que conocemos. *El autocuidado del bueno es una solución interna que consiste en cambiar tu realidad interna... o tu conciencia.*

Por ende, antes de que Mikaleh pudiera hacer otra cosa, debía darse permiso de hacer un cambio interno. A través de nuestro trabajo conjunto, Mikaleh fue entendiendo que, para ella, su salud mental era una de sus principales prioridades, tanto así que era mejor madre cuando cuidaba de su salud mental. Además, había sobresalido en el trabajo cuando tomó un tratamiento para el TOC. Mikaleh no quería volver a una vida en la que su ansiedad llevara las riendas. Comprendió por primera vez que nadie le daría permiso de cuidar de sí misma; tendría que ser algo que ella decidiera, incluso si eso significaba decepcionar a otros. Y no se trataba de tomar una clase de yoga ocasional; en vez de eso, Mikaleh empezó a cambiar su forma de pensar acerca de su salud y del espacio que *ella misma* ocupaba en su propia vida.

A partir de eso, Mikaleh empezó a cultivar el pensamiento dialéctico, que consiste en reconocer que dos perspectivas opuestas pueden ser ciertas al mismo tiempo. Hay incluso un tipo de terapia específico, conocido como terapia dialéctico-conductual (TDC), que inculca esta habilidad.[16] La fundadora de la TDC, Marsha Linehan, se refiere a ella como la integración de opuestos. Mikaleh enfrentó una dialéctica: quería muchísimo a su padre *y* sabía que no podía cuidarlo por sí sola. Reconciliar esa dialéctica le permitió reconocer que *ambas* afirmaciones eran ciertas y que no tenía que elegir; en vez de eso, podía vivir sabiendo que ambas verdades tenían igual peso en su vida. Fue algo difícil para Mikaleh, pues, cuando era niña, el amor se equiparaba con el sacrificio personal. Sin embargo, una vez que comprendió que podía vivir con ambas verdades, se sintió más ligera y empoderada para hacer cosas por sí misma y por su familia, sin el miedo que sentía antes. Al final, logró permitir que sus necesidades y preferencias desempeñaran un papel más protagónico en su toma de decisiones.

LA POSIBILIDAD REVOLUCIONARIA DEL AUTOCUIDADO DEL BUENO

Mikaleh entendió que había alcanzado su propio punto de inflexión. Gestionar las citas médicas de su padre y su complicado régimen de medicamentos mientras sacaba agua de las piedras para cubrir los gastos médicos (además de sus otras responsabilidades) detonó su TOC al máximo. Intentó tratarlo sin tomarse un descanso de lo demás, pero entonces empezó a llegar tarde al trabajo, a llamar para reportarse enferma y a entregar las cosas tarde; era una bomba de tiempo. Si no hacía nada, terminarían descendiéndola o despidiéndola del trabajo. Si se arriesgaba a solicitar un permiso con goce de sueldo, podía perder la posibilidad del ascenso que le correspondía al año siguiente o incluso arriesgarse a que la obligaran a renunciar.

Al final, Mikaleh vio ese punto de inflexión como una oportunidad para tomar decisiones nuevas y distintas con respecto a sí misma. Se arriesgó y pidió un mes de permiso con goce de sueldo para tomar las riendas de su salud mental. Fue desgastante enfrentar los obstáculos burocráticos para solicitar una discapacidad breve; sin embargo, tuvo la fortuna de que el departamento de recursos humanos de su lugar de trabajo la ayudara.

Varias cosas curiosas ocurrieron cuando Mikaleh consiguió su permiso por incapacidad temporal. En primer lugar, poder tener sesiones regulares durante ese mes le ayudó a controlar su TOC y le dio espacio para reflexionar sobre la relación con sus hermanos. Gracias a eso, se armó de valor para pedirles que contribuyeran económicamente a los gastos médicos del padre. Además, tuvo tiempo para estudiar los beneficios incluidos en la póliza de seguro médico de su padre y descubrió que contaba con una cobertura de cinco horas semanales de cuidados en el hogar, lo cual no era mucho, pero le brindó un gran alivio.

Mikaleh tomó también la decisión de contarles a dos amistades cercanas del trabajo que había estado enfrentando problemas de salud mental y que por eso había decidido tomarse una pausa. Se vinculó con un compañero a cuyo hijo tardaron mucho en diagnosticarle TOC, de modo que ambos hicieron una presentación sobre los síntomas del TOC para mostrárselo a sus jefes con la intención de que eso contribuyera a agilizar los trámites de incapacidad por salud mental. Seis meses después, habían formado un grupo al interior de la organización para pacientes con trastornos psiquiátricos o para apoyar a familiares de personas con problemas de salud mental. Al poco tiempo, algunos de los integrantes más jóvenes de la organización empezaron a contactarla para pedirle orientación con respecto a sus propias inquietudes. Entonces, Mikaleh negoció que ese nuevo rol que había asumido en la organización se viera reflejado en su salario. Al año siguiente, cuando le correspondía solicitar un ascenso, sus jefes resaltaron que el permiso de incapacidad que había tomado no era indicio de debilidad, sino que en realidad era congruente con sus fortalezas y que había contribuido a modificar la cultura al interior de la empresa.

Quizá estés pensando que tus jefes no son tan comprensivos como los de Mikaleh o que tu familia no contribuiría económicamente en momentos de crisis. Dicho de otro modo, quizá estés pensando algo así como que el sistema es una porquería y que deberíamos destruirlo por completo. Créeme que te entiendo. Para bien o para mal, yo también lo he pensado seriamente, pero llegué a la conclusión de que acabar con todo nunca funciona a largo plazo. Recordarás que yo desmantelé mi vida entera y me uní a un grupo enfocado en el orgasmo femenino, así que sé por experiencia personal que eso no funciona. Destruirlo todo —ya sea tu vida o el sistema— no soluciona nada. Solo es otra forma de huir de tus problemas, los cuales no desaparecerán. Si de verdad queremos cambiar el sistema, debemos hacerlo desde adentro, empezando en el lugar en el que estamos: nuestra vida actual.

El autocuidado del bueno requiere trabajo. Sin embargo, como observarás en el siguiente capítulo, no se trata de añadir más pendientes a la lista, sino de ver con nuevos ojos tu lugar en el mundo, tu familia y tus relaciones. Y, cuando abordas los autocuidados de esa manera, experimentas una revolución en miniatura que reconstruye el sistema. No olvides las palabras de Audre Lorde: «Cuidar de mí misma no es un acto de autocomplacencia, sino de autoconservación, y eso es un acto resistencia política».[17] Hemos alcanzado un punto de inflexión en el que resulta evidente que las antiguas formas de ser y de trabajar no nos indican el camino a seguir. Hace ya mucho que llegó la hora de reclamar nuestro poder. Y, al fomentar esa pequeña revolución en nuestro interior, contribuiremos a una revolución sistémica más amplia en el mundo que nos rodea.

¿QUÉ HAY DE LOS HOMBRES?

Hace poco, una amiga me contó que le había pedido a su esposo que llevara a sus hijos al dentista para su limpieza regular, y el dentista lo regañó: «Mamá es quien debería estar aquí». Cada vez que hablo o escribo sobre problemas sistémicos, lo primero que me dicen tiene que ver con los hombres. Por lo regular es algo así como: «Sí, pero si los hombres hicieran su parte, las mujeres que están en esas relaciones no se sentirían tan mal».

Por desgracia, la respuesta a esta interrogante (como ocurre con la mayoría de las interrogantes) no es sencilla. Conversé con la autora y periodista Brigid Schulte, directora del Better Life Lab de la organización New America, a quien conocí cuando colaboramos en CareForce, una coalición multidisciplinaria de investigadoras, académicas, empresarias y activistas que defienden la justicia de género y los cambios en las políticas de los cuidados. Brigid se dedica al estudio de la intersección entre género y trabajo de cuidados, y su organización en particular se ha dedicado a investigar cómo incorporar a los hombres en el trabajo doméstico. En 2019, New America encuestó a casi 3000 adultos y observó que más del 80% de las mujeres había dicho creer que hombres y mujeres debían dividirse por igual las labores domésticas, mientras que solo el 46% había dicho que ese era su caso en la vida real.[18] Aunque es tentador enojarse con los hombres y señalarlos, en realidad los problemas trascienden una simple guerra de sexos. Brigid señala que enojarnos con los hombres es una mera distracción. En sus propias palabras: «Están igual de estancados que nosotras, así que más bien todos deberíamos enojarnos con el sistema». En vez de pelear las unas con los otros, necesitamos personas de todos los géneros que pongan en jaque los sistemas sociales existentes si de verdad queremos ver cambios.[19]

La postura de Brigid coincide con lo que he visto en mi consultorio. Hay muchos hombres en relaciones heterosexuales cisgénero que hacen su parte cuando se trata de las responsabilidades del hogar y la crianza infantil, pero luego tienen experiencias como la del esposo de mi amiga en el dentista. Grupos como CareForce se esfuerzan por incorporar el trabajo de cuidados a las discusiones centrales sobre la implementación de políticas. Brigid sugiere que podemos influir en tres niveles: políticas públicas, políticas laborales e implementación de sistemas al interior de la familia. Por ejemplo, en el trabajo, las empresas pueden incentivar a todos sus empleados a que tomen permisos familiares con goce de sueldo, sin que importe su género, o implementar políticas que de entrada promuevan horarios laborales flexibles para que las personas con discapacidades o encargadas del cuidado de otros no sean señaladas por sus compañeros. En mi opinión, el autocuidado del bueno es uno de estos sistemas en los que, como verás en la siguiente parte del libro, implementamos un proceso para nosotras mismas que, a su vez, tiene un efecto dominó en las personas que nos rodean.

EL CAMINO A SEGUIR

¿Y si en vez de autoflagelarnos por no ser lo suficientemente buenas, reconocemos que son los sistemas los que nos han fallado?

¿Y si dejamos de recurrir a las soluciones fáciles y hacemos el trabajo interno que nos acompañará de por vida y que es solo nuestro de una forma en que un producto comercial jamás podría serlo?

¿Y si empezamos a concebir el autocuidado como un proceso interno y silencioso que tiene el potencial de generar cambios externos y sustanciales?

Si estas afirmaciones hacen eco en tu interior y estás lista para arriesgarte y sumergirte en un nuevo paradigma de autocuidado del bueno, sigue leyendo para aprender exactamente cómo lograrlo.

SEGUNDA PARTE

El autocuidado del bueno es un asunto interno

Capítulo 4

RETOMA LAS RIENDAS

LOS CUATRO PRINCIPIOS DEL AUTOCUIDADO DEL BUENO

Cualquiera que se interese en cambiar el mundo debe aprender a cuidar de sí misma, de sí mismo, de sí mismos.

ANGELA DAVIS

Si el autocuidado del bueno no se reduce a consejos prácticos, a un retiro de *wellness* o a la actividad esotérica de moda, entonces ¿a qué se refiere? Como dije antes, el autocuidado del bueno no es un sustantivo, es un *verbo*; es un proceso interno constante que nos guía hacia un bienestar emocional profundo y nos permite imaginar nuevas formas de interactuar con otros. Además, requiere autoconocimiento, autocompasión y, en última instancia, la voluntad de tomar decisiones difíciles. Algo que he aprendido en el trabajo con mis pacientes, al leer investigaciones científicas sobre bienestar y al reflexionar sobre mi propio viaje terapéutico es que la definición de autocuidado del bueno en el siglo XXI corresponde con la del concepto de *bienestar eudaimónico.*

BIENESTAR EUDAIMÓNICO: HACER LO QUE MÁS IMPORTA

La mayoría de las personas aspiramos a una vida en la que hagamos lo que más nos importe, en la que sintamos que tenemos posibilidades verdaderas de decidir cómo invertir nuestro tiempo y energía. Sin embargo, nos atascamos en esa búsqueda, confundidos acerca de dónde es que de verdad nos estamos dirigiendo.

Las investigaciones en torno al bienestar se dividen en dos principales teorías sobre cómo llevar una buena vida: el enfoque hedónico y el enfoque eudaimónico. El bienestar hedónico se enfoca en los estados sensoriales de felicidad y placer (como los retiros de *wellness* de Monique). En muchos sentidos, los autocuidados ficticios —como las dietas, las limpias, los retiros, los consejos prácticos— están en sintonía con este enfoque hedónico, que prioriza lo que nos hace sentir bien en el momento y nos permite escapar de las situaciones difíciles de la vida. No me malinterpretes; todos necesitamos escapar de cuando en cuando, y la capacidad para solventar una vida de hedonismo es un auténtico privilegio.

Por su parte, el bienestar eudaimónico se enfoca en derivar significados y lograr que nuestras acciones sean congruentes con nuestros valores; es la sensación de que nuestras vidas están infundidas de propósito.[1] En vez de priorizar el placer o la felicidad, el bienestar eudaimónico enfatiza el crecimiento personal, la aceptación del yo auténtico y la conexión con el significado. No es de sorprender que se vincula con un mejor estado de salud, incluyendo mejor calidad del sueño,[2] mayor esperanza de vida[3] y menores niveles de inflamación.[4] Es todo lo que siempre hemos soñado, ¿cierto?

No obstante, el camino para cultivar el bienestar eudaimónico no es una línea recta y es diferente para cada persona, pues las decisiones que tomamos para alcanzarlo dependen de nuestras creencias y valores personales. En algunos casos puede implicar abandonar metas de acondicionamiento físico demasiado exigentes o pasar los fines de semana haciendo trabajo de voluntariado para una causa importante. En otros casos, puede implicar cambiar de carrera para hacer algo más congruente con los valores personales. Sin embargo, lo que compartimos todos es que hacemos aquello que más nos importa y reconocemos lo significativo que es aquello en lo que invertimos nuestro tiempo. Este es el autocuidado del bueno, el cual va más allá de cualquier moda o retiro espiritual.

Claro está que la pregunta del millón es cómo distinguimos las prácticas del autocuidado del bueno (es decir, las que nos llevan al bienestar eudaimónico) de los mecanismos de afrontamiento propios de los autocuidados ficticios que discutimos en la primera parte del libro. ¿Cómo nos aseguramos de estar practicando el tipo de autocuidado del bueno que pueda hacernos sentir profundamente realizados? La respuesta consiste en dedicarle tiempo a alinear nuestras prácticas de autocuidado con los siguientes cuatro principios, los cuales están orientados hacia el bienestar eudaimónico.

Observemos cada uno de estos principios del autocuidado del bueno por separado.

EL AUTOCUIDADO DEL BUENO REQUIERE QUE ESTABLEZCAMOS LÍMITES Y TRASCENDAMOS LA CULPA

En el fondo, el autocuidado del bueno se reduce a la toma de decisiones. Para tomar decisiones que favorezcan el bienestar eudaimónico, es necesario que seamos asertivas y prioricemos nuestras propias necesidades y deseos. Para ello, es indispensable que aprendamos a decir que «no» y a establecer límites. Por lo regular, esto implica encontrar un equilibrio entre las necesidades de la gente cercana, como las preferencias de tu pareja o las necesidades de tus hijos, y tus propias necesidades y deseos. En el proceso, debes aprender a impedir que te controle la culpa, la cual es inevitable, pero que se puede manejar.

EL AUTOCUIDADO DEL BUENO IMPLICA QUE TE TRATES CON COMPASIÓN

Una vez que hayas entendido cómo establecer límites, el siguiente paso en el autocuidado del bueno consiste en incorporar la compasión a la forma en que te hablas a ti misma. La práctica del autocuidado del bueno implica observar lo que necesitas con honestidad y sin tapujos (así como lo que deseas), y darte permiso de tenerlo. Esto solo es posible si cultivas la compasión hacia ti misma. En la práctica del autocuidado del bueno viene incluido el trabajo de superar patrones comunes como «la modalidad mártir» y de observar con detenimiento cómo te hablas a ti misma.

EL AUTOCUIDADO DEL BUENO TE ACERCA A TI MISMA

Mientras que los autocuidados ficticios te alejan de ti misma, el autocuidado del bueno siempre te acercará a la versión más auténtica de quien eres. Es parte del proceso de conocerte, de conocer quién eres *en realidad*, incluyendo tus valores nucleares, tus creencias y tus deseos. Es un proceso interno de toma de decisiones que requiere introspección, franqueza y perseverancia. Sabrás que estás practicando el autocuidado del bueno cuando sientas que tu exterior está en sintonía con tu interior.

EL AUTOCUIDADO DEL BUENO ES UNA REIVINDICACIÓN DE TU PODER

Mientras que los autocuidados ficticios solo sirven para mantener a las mujeres achicadas, el autocuidado del bueno requiere que te engrandezcas y que, por ende, fomentes cambios en los sistemas de poder arcaicos. Aunque desde hace mucho se nos enseñe que debemos esperar a que nos den permiso para ejercer este tipo de control sobre nuestra propia vida, en realidad somos las únicas que podemos darnos permiso de practicar el autocuidado del bueno.

No te confundas: el autocuidado del bueno, que implica que hagas una introspección y tomes decisiones desde un lugar de reflexión y consideración, es una reivindicación de tu poder. Implica encarar de manera abierta la toxicidad y el trauma que la cultura nos infunde a las mujeres. Implica poder reconocer qué nos sirve y qué no. Y también implica tener la audacia para afirmar: «Existo y soy importante». Estos son actos revolucionarios, y no será sino hasta que una cantidad sustancial de mujeres haga este trabajo interno que lograremos generar un cambio colectivo en el mundo.

* * *

Estos cuatro principios se superponen, y cada paso se sustenta en el aprendizaje del principio inmediato anterior, como observarás en la historia de mi paciente Clara.

Cuando Clara llegó a verme, tenía 45 años y llevaba una década trabajando como maestra en una escuela pública. Venía de una larga línea de educadores; su padre había sido profesor en Colombia, su país de origen, y su madre trabajaba en una guardería. Sin embargo, después de años de recortes presupuestales y otros problemas en la escuela pública en la que trabajaba, Clara se sentía profesionalmente desgastada y exhausta. Aún experimentaba momentos de alegría, como cuando algún estudiante tenía un progreso significativo o una familia le enviaba una emotiva nota de agradecimiento. Sin embargo, en el fondo, Clara sabía que no podía pasar otra década enfocada por completo en su trabajo sin tener algo para sí misma. Había probado una amplísima gama de prácticas de autocuidado ficticio y hasta había tomado un curso de resiliencia, pero nada le había ayudado de forma prolongada. Por ende, empezamos nuestro trabajo identificando de qué formas podía cuidar mejor de sí misma mientras seguía trabajando en la profesión que era evidente que amaba.

En el transcurso de varios meses de terapia, durante los cuales observamos con detenimiento las partes de su trabajo que le generaban alegría y las que le causaban frustración, identificamos que uno de los valores nucleares para Clara era la agencia, tanto la defensa de la propia como el fomento de la ajena. Cuando los administradores de la escuela dudaban de sus decisiones y le arrebataban su agencia (algo que cada vez le ocurría con más frecuencia), se sentía desmoralizada y disminuida. Sin embargo, cuando ayudaba a sus estudiantes a sentirse confiados de sus habilidades (es decir, cuando reforzaba su agencia), sentía que estaba viviendo en sintonía con su propósito.

A la larga, Clara hizo un plan para dejar la escuela y empezar su propio negocio de tutorías para estudiantes con dificultades de aprendizaje. Esto implicó sobreponerse a la culpa (por querer dejar el entorno de la educación pública) y a la envidia (de otros maestros que habían tenido el valor de abandonar el sistema y tomar el control de su propia vida). Sin embargo, al identificar sus valores y reflexionar sobre las emociones subyacentes, Clara logró dar el paso y empezar su propio negocio.

Ahora bien, sé que esto no se asemeja a lo que muchas estamos acostumbradas a asociar con autocuidados, pues no se trata de un producto ni de una práctica de *wellness*. El autocuidado del bueno no es *algo* que hacemos; es una *forma* de ser. Si lo desmenuzamos, veremos que el proceso de toma de decisiones de Clara no solo promovió su bienestar eudaimónico, sino que también estaba en perfecta sintonía con los principios del autocuidado del bueno. Requirió establecer límites (pues decidió que no seguiría permitiendo que los administradores de la escuela la trataran mal). Requirió tratarse a sí misma con compasión (pues debía aceptar la culpa y la envidia que sentía). La acercó más a su verdadero yo (pues logró ver desde otra óptica la importancia de la agencia en su vida). Y requirió que reivindicara su poder (pues tuvo que renunciar a su trabajo e iniciar un nuevo negocio).

Cada uno de los siguientes capítulos de esta segunda parte explorará estos principios a profundidad y te brindará consejos y ejercicios concretos para que ejerzas este principio a medida que vayas desarrollando tu propia práctica de autocuidado del bueno.

ESPERA, ¿ESO SIGNIFICA QUE DEBO ESFORZARME MÁS?

Si eres como la mayoría de las mujeres que llegan a mi consultorio, al leer los cuatro principios del autocuidado del bueno y la historia de Clara, es posible que hayas pensado algo así como: «¡Uy! ¡Eso es mucho trabajo! ¿Acaso no pasamos la primera parte del libro hablando de cómo las mujeres ya tenemos demasiado trabajo y a veces ni siquiera se nos paga por hacerlo?».

Y sí, querida lectora, tienes razón. Te estoy pidiendo que hagas un esfuerzo adicional. ¡Me descubriste! Ahora bien, antes de que tires este libro a la basura, permíteme explicarme. Las herramientas que te enseñaré en lo que resta del libro se basan en un tipo de terapia conductual llamada ACT, cuyas siglas en inglés significan «terapia de compromiso y aceptación».[5] La ACT se distingue de otros tipos de terapia porque parte de la suposición de que todos sufrimos en la vida y que no hay forma de eludir el sufrimiento. En vez de enfocarse en eliminar los malos pensamientos o las emociones difíciles, la ACT nos enseña a seguir adelante *a pesar* del sufrimiento, y para ello es necesario emprender acciones en torno a aquello que más nos importa en la vida.

La ACT es un tipo de terapia que promueve llevar una vida más eudaimónica, en la que el interior es congruente con el exterior, y la forma en que inviertes tu tiempo y tu energía está en sintonía con tus valores. Esto requiere trabajo tanto emocional como mental de tu parte; tendrás que hacerte preguntas difíciles y estar dispuesta a tener conversaciones difíciles con gente a la que quieres. No puedo fingir que es algo sencillo, pero lo que sí te garantizo es que *funciona*.

Habrá quienes se sientan tentadas a tirar la toalla en este momento, y no las culpo ni intentaré detenerlas. Tómate todo el tiempo que necesites. Ve las diez temporadas de *The Great British Bake Off* si es lo que se te antoja, sumérgete en un tanque de agua salada, haz la dieta cetogénica... Y, una vez que te hayas saciado de soluciones de tipo *wellness*, observa cómo te sientes. Pregúntate qué tanto te funcionaron. La mayoría terminamos leyendo libros como este (o, en mi caso, *escribiendo* libros como este) porque hemos probado todo y nada nos ha funcionado. Es probable que hayas llegado aquí porque estés dispuesta, o incluso desesperada, por probar algo nuevo. La mayoría de la gente decide realizar este tipo de trabajo una vez que agota todas las opciones de autocuidados ficticios y no le queda nada que perder. Al igual que la práctica del autocuidado del bueno, las decisiones son sumamente importantes. No es necesario que repases todos los principios en un mismo día. Toma pausas cuando las cosas se pongan pesadas y vuelve cuando puedas. Se trata de que seas gentil contigo misma, no de que lo veas como una meta hacia la cual correr ni como algo por lo que debas autoflagelarte.

CÓMO PRACTICAR EL AUTOCUIDADO DEL BUENO CUANDO TIENES PROBLEMAS DE SALUD MENTAL

El *wellness* ha confundido un poco las cosas cuando se trata de la relación entre autocuidados y salud mental. En la actualidad, tenemos la falsa creencia de que es posible salir de una depresión grave o superar el estrés postraumático con puros autocuidados. Sin embargo, los trastornos psiquiátricos son de origen neurobiológico y requieren la ayuda de profesionales capacitados que nos apoyen con psicoterapia o, en ocasiones, con medicamentos psicotrópicos que nos hagan sentir mejor. En vez de creer que los autocuidados son herramientas para tratar trastornos específicos, nos resultaría más útil concebirlos como pruebas aleatorias para determinar cómo te encuentras. Si sabes que salir a pasear todos los días con tu perro es para ti un momento de sustento, pero por alguna razón no logras hacerlo o la culpa es tan incisiva y constante que no te sientes capaz de frenarla, quizá sea indicio de que es momento de buscar ayuda profesional. Una vez que hayas tratado el trastorno psiquiátrico, estarás en condiciones para poner en práctica los principios del autocuidado del bueno. Yo también he pasado por ahí: tuve ansiedad y depresión clínicas, y tuve que buscar tratamiento para dichos trastornos antes de poder arrancar con el trabajo autodirigido de el autocuidado del bueno.

LAS TRES SEÑALES DE ADVERTENCIA EN EL CAMINO DEL AUTOCUIDADO DEL BUENO

Conforme avances en los principios del autocuidado del bueno, deberás tener claridad sobre qué califica como autocuidado del bueno y qué no. A continuación, te comparto tres señales de advertencia que hacen que sea tentador desviarnos del camino del autocuidado del bueno y retomar el de los autocuidados ficticios. Por todos los frentes nos presionan para que volvamos al molde y a la mentalidad unitalla, así que vale la pena hacer una pausa para aprender a identificar estas tres señales de advertencia.

El autocuidado del bueno también conlleva riesgos

Para practicar el autocuidado del bueno, debes estar dispuesta a vulnerarte, ya sea que tengas conversaciones incómodas para establecer límites o tomes la decisión contundente y deliberada de priorizar algún aspecto de tu vida por encima de otro. La buena noticia es que estos actos de fe nos retribuyen con creces a la larga: cada decisión que tomes en servicio del autocuidado del bueno te alejará de los sistemas de opresión y te acercarán más a tu verdadero yo. Sin embargo, esto siempre conlleva un costo, ya sea financiero, social o emocional. Pero también hay ganancias, así sea en forma de bienestar emocional, reapropiación del tiempo y la energía, y, en última instancia, cambios en tus relaciones interpersonales.

Por eso, para ser capaces de realizar este trabajo, debemos cultivar la valentía. En su charla TED intitulada «El poder de la vulnerabilidad»,[6] la cual ha sido reproducida más de 50 000 000 de veces, la doctora Brené Brown establece el vínculo entre el riesgo y la valentía. Durante las últimas dos décadas, Brown se ha dedicado a estudiar la valentía, la vulnerabilidad, la vergüenza, la empatía y aquello que separa a la gente que toma riesgos de la que no. En pocas palabras, Brown descubrió que «esta gente simple y sencillamente tenía la valentía suficiente para ser imperfecta... Estaban dispuestos a soltar lo que creían que debían ser para ser quienes realmente eran».

Construir una vida en la que cuides de ti misma siempre conllevará riesgos; de hecho, si alguien afirma lo contrario, es porque está tratando de venderte algo. La buena noticia es que no solo tú cosecharás los beneficios, como vimos con Clara, sino que también lo harán quienes te rodean, e incluso los sistemas en los que te mueves. Y es precisamente por el hecho de que los sistemas están diseñados para perjudicarnos que debemos tener la valentía necesaria para encarar el trabajo interno del autocuidado del bueno.

El autocuidado del bueno no es una religión

Sobre todo en tiempos de caos o revueltas sociales, es natural que recurramos a gurús o fuentes externas de autoridad en busca de *la respuesta*. Quizá me apasiona hablar sobre esta señal de advertencia en particular dada mi historia personal. Cualquiera que te diga que solo hay *un* camino para alcanzar el bienestar debería darte escalofríos. El autocuidado del bueno requiere que subvirtamos el paradigma de que solo hay una respuesta para el bienestar. De hecho, conforme avances en las herramientas que ofrece este libro, recuerda que no son un canon. Quiero que cuestiones mis afirmaciones, que descifres si algunas cosas no coinciden contigo y que decidas qué consejos seguirás al pie de la letra y cuáles no. Esa es la forma correcta de hacerlo. No se trata de que este libro se convierta en una biblia, pues la premisa del autocuidado del bueno es que los seres humanos no podemos esperar encontrar soluciones unitalla. Debemos tener cuidado de no engancharnos como fanáticos con alguna práctica en particular, pues todos somos vulnerables a la seducción de los supuestos gurús, en particular cuando las estructuras sociales nos defraudan.

El autocuidado del bueno no es un destino

Cuando encontré quién publicara este volumen en 2021, le comenté a Christie, mi terapeuta, que no sabía cómo iba a escribirlo. ¿En serio estaba calificada para emprender esta misión? Siempre me he considerado adicta al trabajo, de modo que los autocuidados son un tema bastante complicado para mí. Además, terminé cayendo presa de la industria del *wellness* de la peor forma posible... ¡me uní a una secta! Christie, con su absoluta compasión, me ha acompañado desde los primeros días en los que abandoné la secta. En esta ocasión, me dijo: «Pooja, tengo la sensación de que escribir este libro implicará para ti un proceso de autodescubrimiento y sanación personal». Y tenía razón.

Si bien soy psiquiatra y tengo el conocimiento y la experiencia médica que se necesitan, como tú bien sabes, seguir nuestros propios consejos es mucho más difícil que dárselos a alguien más. Por ende, no es mi intención darte consejos desde mi cúpula de superioridad moral; en realidad, al igual que tú, soy una viajera en este camino. Sin duda, hay días, semanas o hasta meses en los que recaigo en mis antiguos hábitos masoquistas, en los que me recrimino, en los que se me olvida decir que no y en los que pierdo de vista aquello que es más importante para mí. Tengo gente que me orienta y me ayuda a reanudar la marcha, como Christie, mi familia, mis amigos, y mis colegas. Me apoyo en mi equipo, me pongo de pie y vuelvo a intentarlo. De eso se tratan el autocuidado del bueno. No hay perfección ni hay listas de pendientes a tachar con la intención de llegar a una meta final.

Si acaso te desanima descubrir que el autocuidado del bueno no es una solución tajante y pulcra, quizá te resulte útil recordar que en el capítulo 1 explicamos que los autocuidados ficticios prescriben métodos, mientras que el autocuidado del bueno se sustenta en principios. Esto es esencial porque llevar una vida basada en principios es un proceso permanente. Tus circunstancias cambiarán con frecuencia, ya sea que tengas hijos, cambies de empleo o enfrentes los desafíos de cuidar a familiares de edad avanzada. De manera constante necesitarás aprender a poner en práctica los principios del autocuidado del bueno en situaciones novedosas, pero con el tiempo lo harás con mayor confianza y pericia. Una solución única jamás funcionaría a la larga, y tú y yo sabemos que el camino de la vida no es precisamente cortito.

CELEBRA TAMBIÉN LOS FRACASOS EN LA PRÁCTICA DEL AUTOCUIDADO DEL BUENO

Usar estos principios (aunque no sea de forma perfecta) para orientar tus acciones te acercará al autocuidado del bueno. No te sientas presionada a «hacerlo bien» ni a «hacerlo a la perfección» todo el tiempo. Habrá circunstancias en las que mires atrás y pienses para tus adentros «Caray, debí decir que no a ese interminable proyecto laboral», o «Uy, pasé una hora recriminándome porque se me olvidó inscribir a mi hijo al campamento de verano». Es normal y es esperable, pero eso no significa que frene tu progreso en la implementación del autocuidado del bueno. Esa es la belleza de este modelo interno y autoguiado: no es binario, y, mientras tengas estos principios orientadores en mente, estarás haciendo suficiente.

Capítulo 5

EL AUTOCUIDADO DEL BUENO IMPLICA ESTABLECER LÍMITES

CÓMO TRASCENDER LA CULPA

Librarnos de las expectativas ajenas, volver a nosotros mismos... en eso radica el grandioso y singular poder del respeto hacia uno mismo.

JOAN DIDION

Mi paciente Ángela, de 32 años, tenía la tendencia a ser quien resolvía todo en su hogar. ¿Se acabó el papel higiénico? Salía corriendo al supermercado. ¿Su novio se salió sin llaves? Ángela se subía a un taxi para rescatarlo. Sin embargo, un día me compartió una historia muy reveladora. Ángela y su novio tenían poco tiempo de haberse mudado juntos y habían decidido adoptar una perrita. Ella debía cumplir con un trabajo de medio tiempo como asistente ejecutiva y estaba terminando una maestría en Trabajo Social. La semana de exámenes finales se aproximaba, además de que los fines de semana debía hacer rotaciones clínicas obligatorias para obtener el grado académico.

Un sábado, su novio salió con sus amigos mientras ella estaba de guardia. Esa mañana, habían planeado que él volviera a casa a las tres de la tarde para sacar a Elie, su cachorrita, a pasear.

Sin embargo, Ángela recibió un mensaje a las 2:45 p. m. en el que el novio le decía que su amigo quería que fueran a cenar, así que no podría llegar a casa a tiempo para pasear a Elie. Por ende, quería saber si Ángela podía salir del trabajo temprano para hacerse cargo. De inmediato, Ángela decidió ir al rescate, terminó su última encomienda y le pidió permiso a su supervisora para cubrir el resto de la guardia el siguiente fin de semana.

Durante nuestra sesión de esa semana, Ángela me compartió esa anécdota como ejemplo de cómo, mientras que su pareja había incumplido, ella había sido capaz de salvar el día. Su capacidad de lidiar con más de lo que parecía humanamente posible la hacía sentir bien:

> «Sé que tendré que cubrir la guardia el siguiente fin de semana, pero no tenemos planes, así que no hay ningún problema».
>
> Le pregunté entonces por qué había decidido decirle que sí a su novio si ya habían acordado que él se haría cargo de Elie esa tarde. ¿Acaso ese cambio de planes no implicaba más trabajo para ella? Esa pregunta la desconcertó un poco.
>
> «Bueno, pero mi supervisora fue muy flexible, así que no pasó nada».
>
> «Sí, pero hicieron un acuerdo esa mañana, y él había accedido a hacerse responsable de Elie esa tarde».
>
> Ángela me miró, confundida, y contestó:
>
> «Supongo que no me pasó por la cabeza que podía decirle que no...».
>
> Decidí insistir:
>
> «He observado que pasamos buena parte de nuestras sesiones hablando de lo importante que es tu maestría para ti. ¿Qué opinas de que no hayas dudado ni un segundo en dejar de lado esa prioridad para que tu novio pudiera pasar más tiempo con su amigo?».

En el consultorio recibo a muchas mujeres a las que se les dificulta ponerles límites a sus parejas, familias y amigos. Aunque la situación de Ángela parezca extrema, quizá hayas observado comportamientos similares en tu propia vida. Por ejemplo, al igual que Ángela, es posible que al calor del momento no te des cuenta de que tienes la opción de establecer un límite. O quizá estés consciente de que quieres decir que no, pero te incomoda poner un límite que pudiera generar conflictos. O tal vez te hace sentir muy culpable el comunicar tus decisiones con firmeza. La incapacidad para establecer límites no solo atrapa a Ángela y otras mujeres como ella en actividades poco satisfactorias, sino que les impide tener la energía mental y emocional para emprender prácticas de autocuidado del bueno.

Por esta razón, el primer principio del autocuidado es el de establecer límites. Los límites son la piedra angular; sin ellos, no podemos hacer el resto del trabajo. El autocuidado del bueno implica que hagas espacio *para ti*: para tus pensamientos, tus sentimientos y tus prioridades de vida. La mayoría de mis pacientes debe luchar para obtener este espacio porque no cree que el tiempo y la energía les pertenezcan de verdad. Y, como ya dije antes, no es culpa de ellas. El sistema en el que vivimos se sustenta en la premisa de que el tiempo de las mujeres (en especial el de las mujeres afrodescendientes y morenas) no les pertenece. Dicho de otro modo, al establecer límites, nos reapropiamos del tiempo, la energía y la atención que nos corresponden.

EN TÉRMINOS ESPECÍFICOS, ¿QUÉ SON LOS LÍMITES?

Imagina que los límites son el espacio energético entre dos personas. Ahora bien, para que esto no parezca demasiado esotérico, permíteme explicar a qué me refiero. Cuando empecé a dar clases en el Departamento de Psiquiatría y Ciencias Conductuales de la Universidad George Washington, mi mentora, la doctora

Lisa Catapano, me invitó a almorzar. Con los años había dejado de ser únicamente mi mentora para convertirse también en mi amiga, y en muchas ocasiones habíamos conversado sobre lo difícil que era ser mujer en una profesión tan dominada por los hombres como la medicina. La doctora Catapano, cuya actitud confiada y superdirecta siempre me ha parecido reconfortante y compasiva, me dio un consejo que cambió de forma sustancial mi forma de concebir los límites profesionales: «No es indispensable que contestes el teléfono».

Eso me dejó aturdida. Era todo lo contrario a lo que me habían inculcado en la Escuela de Medicina y en la residencia. En esos tiempos, el dogma era: «Tienes que estar disponible todo el tiempo y contestar las llamadas del hospital de inmediato». Esa mentalidad de estar alerta todo el tiempo se había transferido a mi vida diaria, incluso si no estaba de guardia.

«Deja que se vaya al correo de voz», me dijo la doctora Catapano, refiriéndose al teléfono de la oficina. «Luego escuchas el mensaje. Así puedes saber qué quiere esa persona y darte tiempo para decidir qué quieres hacer al respecto».

La idea de que no solo podía darme tiempo, sino que en ese espacio podía decidir cuál era la mejor forma de responder, me resultó sumamente revolucionaria. No importaba que fuera un administrativo pidiéndome que firmara un documento o un paciente que necesitaba cambiar su cita. Cada vez que contestaba una llamada, me sentía presionada a decir que sí y a actuar en consecuencia. Por ende, no contestar y permitir que la llamada se fuera al correo de voz me daba tiempo y espacio para darle forma a mi respuesta y para aprovechar mi tiempo y mi energía de formas más estratégicas.

Mi límite consistía en esa *pausa*.

Al interior de esa pausa, de mí dependía cómo sería mi respuesta. Podía decir algo como «Sí, claro, me encargo de resolverlo en este instante», o podía contestar «Hoy estoy saturada de pacientes. ¿Me envías un correo electrónico para que le eche un vistazo mañana?». Como médica, es normal que haya ocasiones en las que mis pacientes requieran atención de urgencia. Sin embargo, al tomar la decisión de que las llamadas se fueran al correo de voz no implicaba abandonarlas ni ignorarlas, sino darme tiempo para *responder* en lugar de *reaccionar*. De hecho, al decidir cómo prestarles atención a las cosas, pude mejorar mi propia capacidad de estar disponible para mis pacientes en aquellas inusuales urgencias.

Establecer límites consiste en reconocer que tenemos opciones y comunicarlas. Sin embargo, antes de llegar a ese punto, es indispensable reconciliarse con un obstáculo gigante que casi siempre asoma la cabeza: los sentimientos ajenos. Y es que, cuando comunicamos nuestros límites, ocurren cosas peculiares. Ya sea con amistades, familiares o la sociedad de madres y padres de familia de la escuela, es probable que haya consecuencias, así sean reales o imaginarias. Por ejemplo, hay gente a quien le parezca inapropiada mi decisión de no contestar el teléfono de la oficina. No obstante, los límites no son colaborativos. Otras personas tendrán sus propias opiniones sobre tus límites, pero no les corresponde contribuir en su construcción. Los límites son aquello que *tú* necesitas para interactuar con el mundo.

La tensión entre lo que necesitas y lo que otras personas esperan de ti nos explica por qué para muchas mujeres es difícil establecer límites, pero me tomaré la libertad de explicar este vínculo con claridad: *los límites son difíciles no porque no sepamos identificar cuáles son nuestros límites, sino porque nos preocupan las repercusiones.* Recuerda esta frase y vuelve a ella cuando te estés dando ánimos para emprender el difícil trabajo de establecer límites.

En la siguiente sección encontrarás un ejercicio que te ayudará a evaluar en qué nivel de autocuidado del bueno te encuentras. Entonces, una vez que estés equipada con este conocimiento, el resto del capítulo te guiará a través del marco que propongo para establecer límites, el cual contiene técnicas específicas para lidiar con la culpa, ignorar las opiniones ajenas y aprender a pedir cosas. Al final del capítulo, responderé algunas de las preguntas comunes sobre el establecimiento de límites que suelo recibir en mi consultorio.

EL TERMÓMETRO DEL AUTOCUIDADO DEL BUENO

Cuando tengo que evaluar la capacidad de una paciente para practicar el autocuidado del bueno, no me interesa si va a clase de yoga todas las semanas ni si bebe suficiente agua a diario. En vez de eso, al paso de los años, he descubierto que la capacidad de mis pacientes para reconocer que tienen opciones entre las cuales elegir y para comunicar dichas elecciones es una medida bastante confiable de qué tan bien se cuidan a sí mismas. Por ende, para iniciar el trabajo, he creado un ejercicio que denomino «Termómetro del autocuidado del bueno». Este termómetro te ayudará a medir tu propia capacidad para identificar y comunicar tus límites en diversas circunstancias complicadas de la vida diaria. Suma tus puntos al final para conocer en qué categoría te encuentras (rojo, amarillo o verde). Aunque las preguntas del «Termómetro del autocuidado del bueno» no coincidan a la perfección con tus circunstancias de vida actuales, especula lo mejor posible cómo responderías estando en esas situaciones.

PREGUNTA 1

Estás en un paseo de fin de semana con tus amigas más cercanas. Tardaron un año en hacer coincidir sus agendas, y es algo que te hace ilusión desde hace meses. Estás a punto de entrar a una clase de yoga cuando recibes un mensaje de texto de tu jefe, quien bien sabe que no estarás disponible el fin de semana, en el que te pregunta si podrías reenviarle la hoja de cálculo en la que has estado trabajando para la importantísima junta que tendrán la próxima semana con un cliente. ¿Cuál de las siguientes opciones describe mejor tu respuesta?

A) De inmediato le llamas a tu jefe, en lugar de entrar a la clase de yoga, y le ofreces actualizar la hoja de cálculo con las cifras más recientes, lo que implica que ni siquiera podrás comer con tus amigas. **(1 punto)**

B) Ves su mensaje y entras a la clase de yoga. Después de la clase y de un almuerzo relajante, dedicas cinco minutos a asegurarte de tener activado el mensaje automatizado de que estás fuera de la oficina. Respondes el mensaje de tu jefe cuando estás en el aeropuerto, de camino a casa, y le dices dónde se encuentra la hoja de cálculo, además de hacerle saber que con gusto discutirás con él cualquier actualización el lunes por la mañana. **(3 puntos)**

C) Ves el mensaje, pero aun así entras a la clase de yoga. Sin embargo, se te dificulta poner atención a tu respiración porque te preocupa el trabajo y te preguntas si debiste dejarle mejores instrucciones a tu equipo. Pasas la clase recriminándote por no haberle recordado a tu jefe (por tercera vez) cuáles fueron las actualizaciones que hiciste antes de irte. Te convences de que irte de fin de semana antes de una junta tan importante fue mala idea. Cuando termina la clase, estás más tensa que al principio. **(2 puntos)**

PREGUNTA 2

Es Navidad y te invitaron a la casa de tu familia política para la reunión familiar anual. Viven del otro lado del país y el precio de los boletos de avión es exorbitante. Pasas varias festividades al año con ese lado de la familia, así que no es la única oportunidad que tienes para verlos. Los festejos navideños suelen implicar muchas comidas, actividades y eventos a los que se espera que toda la familia asista. Tienes trabajo de sobra en este momento, y además tienes hijos pequeños con los cuales es difícil viajar. ¿Qué haces?

A) Sacas dinero de debajo de las piedras para pagar los boletos de avión, pasas toda la semana con ellos y participas en todas las actividades. Vuelves a casa exhausta y atrasada en el trabajo. La rutina de tus hijos está de cabeza y tienes que pasar las siguientes dos semanas lidiando con las consecuencias de ello en casa. **(1 punto)**

B) Durante una discusión sobre algo que no tiene nada que ver, sacas a relucir el tema frente a tu pareja. Estás furiosa cuando lo mencionas, así que vas directo al grano: no es justo que pasen tanto tiempo con su familia durante las fiestas, en especial porque el año ha sido muy pesado. Tu pareja está en desacuerdo y dice que exageras. Cedes y terminas pasando toda la semana allá, pero te sientes resentida y vuelves a casa agotada. **(2 puntos)**

C) Durante una cena tranquila, mencionas el tema y le dices a tu pareja que tienes algunas inquietudes con respecto al viaje. Desglosas tus ideas con calma y claridad. Él está en desacuerdo y dice que estás exagerando y que deberías ser más complaciente. No cedes e insistes en llegar a un acuerdo con él, y le explicas lo difícil que será esa semana para ti y para tus hijos. Después de varias discusiones difíciles, juntos evalúan los pros y los contras, y deciden que invertirán en el viaje, pero en lugar de ir una semana entera, lo reducirán a cuatro días. **(3 puntos)**

PREGUNTA 3

Una amiga cercana te pide que seas parte de su cortejo nupcial. La boda será en un destino vacacional e implicará que participes no solo en las actividades propias del papel que desempeñarás, sino también en la despedida de soltera y el *shower* para la novia. Para participar de lleno, tendrás que endeudarte un poco. Es una amiga muy querida cuya amistad valoras muchísimo. ¿Qué haces?

A) Dices que sí. Conforme se acerca la fecha de la boda, descubres cuánto dinero necesitarás. Terminas cargando todo a la tarjeta de crédito y te endeudas. No le mencionas tu situación financiera a tu amiga pues no quieres que se estrese más en su gran día, pero por dentro sientes que estás siendo irresponsable con tus finanzas. **(1 punto)**

B) Reconoces que no tienes dinero para participar de lleno en la boda y sabes que no estás dispuesta a endeudarte. Sin embargo, te incomoda demasiado hablar de dinero como para discutir el tema con tu amiga. De verdad quieres estar ahí, así que aceptas. Sin embargo, conforme se acerca la fecha, el tema financiero te genera cada vez más ansiedad, de modo que terminas cancelando unas semanas antes de la boda. Te sientes culpable y triste, y pusiste en riesgo una amistad que era importante para ti. **(2 puntos)**

C) Le contestas que no sabes bien qué hacer, pues genuinamente quieres participar en su boda, pero que por las circunstancias en las que estás no tienes los recursos para hacerlo. Tu amiga es comprensiva y quiere que asistas, así que, después de una larga charla amistosa, acuerdan que formarás parte del cortejo nupcial, pero que no participarás en la despedida de soltera. Te enorgullece haber manejado bien la conversación y sientes que tu amistad es más fuerte que nunca, a pesar de que te entristece perderte la parte divertida de la fiesta. **(3 puntos)**

PREGUNTA 4

Tienes una amiga no muy cercana con quien coincides en reuniones grupales y que suele desestimar o minimizar tus opiniones a tal grado que te hace sentir invalidada e ignorada. ¿Qué haces?

- **A)** La invitas a tomar un café para hablar sobre la situación y le comentas lo que has notado y cómo te hace sentir. Aunque no desarrollarán una amistad supercercana, te das cuenta de que, después de esa conversación, te trata de forma más respetuosa. **(3 puntos)**
- **B)** No dices nada, haces rabietas cada vez que ocurre y te preguntas si acaso estarás exagerando. Les mandas mensajes a amigas de otros círculos sociales para analizar con ellas el comportamiento de esa mujer y determinar quién tiene la razón. Al final, sigues pasando tiempo con ese grupo, a pesar de que te sientes más ansiosa antes y después de cada reunión. **(1 punto)**
- **C)** No dices nada, pero después de cada reunión grupal te sientes cada vez más molesta. Al final, terminas distanciándote de ese grupo de amigas, aunque en realidad disfrutabas el vínculo con las otras mujeres de ese círculo. **(2 puntos)**

PREGUNTA 5

La vida es tan pesada que te sientes abrumada, al igual que tu pareja. Te gustaría tener algo de tiempo para ti, pero te parece muy egoísta pedírselo a tu pareja porque implica encomendarle más responsabilidades de las que ya tiene. ¿Qué haces?

- **A)** Evitas mencionar el tema porque sientes que es egoísta pedir tiempo para ti. Sin embargo, lo resientes y cada tanto te desquitas con tu pareja, sin llegar jamás a una solución realista, lo que influye de forma negativa en tu relación. **(1 punto)**

B) Reconoces que es un problema que solo empeorará si no lo enfrentas de una vez por todas. Lo sacas a colación de una forma que los impulsa a ambos a trabajar en conjunto para asegurarse de que los dos tengan cierta cantidad de tiempo personal. Llegan al acuerdo de que, cada dos semanas, tu pareja preparará la cena y acostará a los niños para que puedas asistir a tu clase favorita de yoga. **(3 puntos)**

C) Sacas el tema con tu pareja y llegan al acuerdo de que es importante que ambos tengan algo de tiempo para sí mismos. En conjunto, hacen el plan de que cada uno tenga una noche «libre» al mes. Sin embargo, cuando llega la fecha, te sientes culpable de dejar a tu pareja a cargo del hogar y al final no aprovechas tu tiempo libre. **(2 puntos)**

PREGUNTA 6

Tu amiga está en una situación laboral tóxica. Varias veces a la semana te llama para quejarse de su jefe y de sus colegas. Te agota su situación, pero lleva meses así, y también te das cuenta de que sus incesantes quejas no se han traducido en acciones de su parte. ¿Qué haces?

A) Aunque hablar con ella y contestar sus mensajes requiere mucho tiempo, no dices nada, sigues tomando sus llamadas y la escuchas quejarse de su situación un par de veces por semana. Te das cuenta de que te frustra cada vez más, pero no se lo mencionas por temor a herir sus sentimientos. **(1 punto)**

B) Notas que esa dinámica te hace sentir que tu amiga te está usando. La siguiente vez que recibes un mensaje suyo, haces una pausa y te tomas tiempo para contestarle. Le dices que estás ocupada ese fin de semana y no podrás hablar con ella, pero no le confiesas por qué te estás distanciando. Te sientes culpable de no estar disponible, pero la relación se siente un poco estancada, así que además empiezas a ignorar sus llamadas. **(2 puntos)**

C) Te percatas de que inviertes más tiempo en esa relación que ella. Cuando vuelves a recibir un mensaje suyo, se lo haces notar y le explicas que, aunque la apoyas y quieres ser una buena amiga, no puedes ser su terapeuta ni su *coach* vocacional. Le sugieres que busque otras fuentes de apoyo, pues no quieres que su amistad se deteriore a la larga. **(3 puntos)**

PREGUNTA 7

Tus padres te dan consejos que no les pides sobre una amplia gama de decisiones que has tenido que tomar a lo largo de tu vida (p. ej., con quién salir, cómo criar a tus hijos, qué trabajo aceptar). En términos generales, ¿cómo respondes a sus consejos?

A) Aunque te gustaría que dejaran de darte consejos que no les pides y fantaseas con ponerlos en su lugar, jamás enuncias tu frustración. Nueve de cada diez veces, sigues sus instrucciones porque no quieres hacerlos enojar o porque no toleras saber que no están de acuerdo con tus acciones. **(1 punto)**

B) Estás dispuesta a tomar en cuenta sus consejos cuando se los pides; sin embargo, tomas tus propias decisiones. Cuando decides adoptar un rumbo que sabes que generará tensiones, reconoces que puede afectar en cierto modo la relación, pero aun así sigues tus ideales. Eres capaz de sentirte segura en esa relación, a pesar de saber que no aprueban tus acciones. **(3 puntos)**

c) Te sientes resentida de que intenten controlar tu vida. Cuando tomas una decisión que sabes que desaprobarán, haces hasta lo imposible para ocultárselos. **(2 puntos)**

(7-10 puntos) Rojo. Estás exhausta, agobiada y constantemente estresada. Fantaseas con subirte en un avión y escapar. Paradójicamente, la idea de tener tiempo para ti misma después de un día laboral pesado o de salir a caminar o a cenar con tus amigas te parece abrumadora. Cualquier solicitud de tu jefe, pareja o hijos, por más mínima que sea, puede sacarte de quicio con facilidad. Cuando tratas de idear una forma de cambiar las cosas, te quedas en blanco y solo puedes pensar en tomar una siesta.

(11-17 puntos) Amarillo. Si estás en amarillo, hay periodos en los que te sientes abrumada, pero también hay periodos buenos en los que sientes que tienes el control de tu vida. Estás consciente de que quieres tomar decisiones que prioricen tu bienestar, pero aún no descifras cómo abrir ese espacio para ti misma. Te das cuenta de que hay aspectos específicos de tu vida en los que te sientes agotada (lo profesional, lo personal, lo familiar), pero evitas tener conversaciones difíciles al respecto. Tomar decisiones en la vida diaria te resulta complicado y experimentas una cantidad significativa de culpa al tomar decisiones que están en sintonía con tus propios valores, pero que pueden molestarle a algún familiar, amigo o colega.

(18-21 puntos) Verde. Si estás en verde, tomas decisiones bien meditadas sobre cómo gestionas tu tiempo y energía. Sientes que eres el agente de poder de tu propia vida. Eres capaz de decir que no, aunque en ocasiones eso te haga sentir culpable. Eres generosa con tu tiempo y energía, y estás presente al estar con tu familia. Tienes claridad al momento de tomar decisiones.

Una vez que hayas medido tu nivel de autocuidado del bueno con ayuda del termómetro, es importante que no entres en pánico si estás en nivel amarillo o rojo. Establecer límites y hacer el trabajo para llevar a cabo el autocuidado del bueno nos lleva toda la vida. Cuando les enseño este trabajo a mis pacientes, les explico que el autocuidado del bueno es un músculo que hay que ejercitar y que toma tiempo acostumbrarse a hacerlo. Incluso si estás en verde, es posible que en momentos de estrés o en temporadas de cambios desciendas a amarillo o a rojo.

Por esta razón, querrás volver una y otra vez a un espacio de reflexión y autoevaluación. Con el paso del tiempo, ¿qué tan bien te va al establecer límites? Usa la siguiente lista para evaluar tu progreso, y vuelve a ella en unas cuantas semanas, en unos cuantos meses o cuando pases por distintas fases de la vida. ¿Qué tanto varían tus resultados?

Podrías estar en rojo si:

- Te sientes abrumada de forma casi crónica.
- Cuando tus familiares, amigos o compañeros te piden algo no sueles darte cuenta de que tienes la opción de decir que no.
- Las solicitudes, por ínfimas que sean, te irritan o enojan.
- Dices que sí a todo, a pesar de que estás cansada y saturada, y después te sientes resentida (y en ocasiones terminas abandonando actividades importantes en el último minuto).
- Es frecuente que fantasees con la posibilidad de abandonar todo y escapar.

- No tienes tiempo para actividades que te ayudan a sentirte mejor (hacer ejercicio, leer tus libros favoritos, pasar tiempo de calidad con tus amigas) y, cuando sí tienes algo de tiempo libre, conscientemente evitas estas actividades y optas por navegar en redes sociales o tomar una siesta.
- Es inusual que tengas espacio para tomar decisiones conscientes sobre la forma en que inviertes tu tiempo y energía, y en general sientes que no tienes control sobre tu propia vida.

Podrías estar en amarillo si:

- Eres capaz de decir que no ante obligaciones y tareas; no obstante, después de poner un límite, te inunda la culpa.
- Te das cuenta de que la única circunstancia en la que no sientes culpa después de establecer un límite es si alguien más te da permiso de decir que no.
- Estás consciente de que necesitas tener más conversaciones directas con tu jefe o con tu familia sobre la división del trabajo o sobre tu carga laboral, pero por alguna razón no te animas a tenerlas.
- Usas tus días libres para dedicarte tiempo a ti misma con cierta frecuencia; sin embargo, tan pronto vuelves a la vida cotidiana, de inmediato vuelves a sentirte sobrecargada y abrumada.

Podrías estar en verde si:

- Eres capaz de tomar decisiones difíciles con respecto a cómo inviertes tu tiempo y energía; y, cuando la culpa surge de forma inevitable, la dejas pasar sin quedarte estancada en ella.

- Reconoces que es tu responsabilidad comunicar tus necesidades y preferencias; y, por lo regular, eres capaz de hacerlo de forma eficaz.
- Cuando es momento de tomar una decisión difícil, dedicas tiempo para reflexionar acerca de tus valores. Reconoces que no te corresponde complacer al mundo entero y que estás haciendo lo mejor que puedes con los recursos que tienes a tu alcance.
- Observas que hay temporadas en las que genuinamente quieres ser generosa con otras personas; cuando eso ocurre, lo haces por gusto y no por obligación.
- No buscas que otras personas te den permiso o validen las decisiones que tomas en torno a cómo inviertes tu tiempo y energía.

Todas empezamos en algún lugar, sin importar si es rojo, amarillo o verde. Si apenas te estás dando cuenta de que tienes mucho trabajo por delante, déjame asegurarte que *sí* es posible llegar a verde. Sin embargo, como ocurre con cualquier otra cosa en la que queremos mejorar, establecer límites requiere práctica y, como verás a continuación, algunas habilidades esenciales.

Conforme avances en el capítulo, reflexiona acerca de las siguientes preguntas:

1. ¿En qué circunstancias se te facilita más decir que no o establecer límites?
2. ¿Esas circunstancias tienen algunos factores en común (personas, lugares o cosas)?
3. ¿Hay situaciones en las que sientes que casi siempre es imposible decir que no o poner un límite?

4. ¿Qué apoyos te sirvieron en ocasiones previas en las que sabías que necesitabas y querías decir que no, pero dudabas de hacerlo?

HABILIDADES PARA ESTABLECER LÍMITES

En la siguiente sección voy a desglosar cuatro habilidades que son esenciales para establecer límites. Empieza poco a poco, eligiendo una habilidad a la vez, para ir desarrollando el músculo. Cuando enfrentes fuentes de estrés y otras transiciones de vida, vuelve a esta sección, ya que quizá encuentres que puede aplicarse en nuevos contextos.

MANDA LA CULPA AL FONDO

Tonya, una paciente de 39 años, acababa de tener a su primer hijo durante la pandemia y tenía que lidiar con el hecho de que varios familiares querían ir a «ayudarla» después del parto. Tonya y su marido venían de familias judías con relaciones muy estrechas que acostumbraban enfatizar la importancia de pasar tiempo de calidad juntos después de la llegada de un nuevo bebé. Puesto que el bebé de Tonya nació con problemas de salud, la pediatra le dijo que al menos durante los primeros dos meses no debía recibir visitantes que hubieran viajado en avión, por precaución.

Tonya tenía muy claro lo que quería hacer: quería seguir los consejos de su pediatra. La pregunta era si podía darse permiso de comunicarle ese límite a su familia: «¿Puedo tolerar la culpa que sentiré al fijar ese límite?». Sabía a ciencia cierta que su suegra ansiaba ver a su primer nieto; y, dado que la salud de su suegro era precaria, Tonya sabía que el tiempo apremiaba. Si les negaba la posibilidad de ir de visita, seguramente sentiría una culpa muy profunda. Si a eso le sumaba las normas culturales y dinámicas de las familias extendidas judías, Tonya se sentía entre la espada y la pared.

Con frecuencia, me consultan mujeres a las que se les dificulta tolerar la culpa, como era el caso de Tonya. Para enfrentar la culpa es necesario aceptar el hecho de que no podemos controlar las emociones ajenas y que no somos responsables de estas. Para poder decir que no de forma eficaz, debemos aprender a tolerar la desilusión ajena y confiar en que eso no es un defecto moral. Puesto que muchas personas no desarrollamos este músculo en la infancia, es común que nos sintamos incómodos en la edad adulta cuando empezamos a establecer límites.

Mucho del sufrimiento que veo en las mujeres que atiendo se debe a que intentan «deshacerse» de la culpa o evitar sentirla; consideran que la culpa es una enorme señal de peligro que indica que deben dejar de lado lo demás y prestarle atención a lo que les genera culpa para que esta desaparezca. Sin embargo, las cosas no funcionan así. Al intentar evadir la culpa o al pelearnos con ella para evitar sentirla, seguimos interactuando con ella y permitiéndole que nos controle. El objetivo no es dejar de sentir culpa, sino bajarle el volumen para impedirle que controle nuestras decisiones. Eso implica que, en vez de verla como una enorme señal de peligro, la veamos como la lucecita del tablero que indica que hay que revisar el motor del vehículo: siempre está ahí, pero en general opera en el fondo. No queremos que te robe la energía ni que tengas que salir corriendo al mecánico presa del pánico. Si bien significa *algo*, no significa todo.

Dicho de otro modo, *la culpa no tiene que ser nuestra brújula.* Puede solo ser una emoción que sintamos en segundo plano mientras aprendemos a concebir la incomodidad como señal de que nos estamos haciendo cargo de nuestros propios sentimientos. Como discutimos en la primera parte del libro, la culpa casi siempre está presente. Viene de afuera, de las expectativas contradictorias que nos impone a las mujeres una cultura que nos pide que sirvamos a los demás sin ocupar un espacio propio. Ese sentimiento de culpa crónica es una de las formas en las que las mujeres se desatienden y minimizan sus propios pensamientos y emociones.

Cuando Tonya se sentía culpable por ponerles un límite a sus suegros, se «enganchaba» en la culpa. Su mente lo interpretaba como que estaba equivocada al expresar su preferencia. Durante nuestras sesiones juntas, Tonya logró crear un espacio para distanciarse de la culpa por medio de una estrategia práctica tomada de la terapia de aceptación y compromiso (ACT) llamada *defusión cognitiva*, la cual favorece la flexibilidad psicológica. Esta *flexibilidad psicológica* describe la capacidad de desarrollar una relación de curiosidad y apertura con tus propios pensamientos y sentimientos. Cuando posees flexibilidad psicológica, reconoces que no hay pensamientos o sentimientos únicos que representen la «verdad absoluta». La defusión cognitiva es una técnica específica para desarrollar flexibilidad psicológica. Cuando surja un pensamiento difícil, en lugar de proceder *de él*, practica *observarlo*. En pocas palabras, la defusión cognitiva (y, a su vez, la flexibilidad psicológica) es el proceso de abrir un espacio entre nosotras y nuestros pensamientos y emociones, para que no tengan tanto poder sobre nosotras. Es como ver el océano desde afuera en lugar de dejarnos llevar por la corriente. En vez de malinterpretar la culpa como un juicio moral de nuestro carácter, podemos reconocerla como lo que es: un síntoma de los fracasos sistémicos.

ESTRATEGIAS RÁPIDAS DE DEFUSIÓN COGNITIVA

Así como podemos establecer límites con la gente o frente a las situaciones, también podemos ponerle límites a nuestra mente (es decir, a nuestros pensamientos y nuestras emociones), de modo que podamos distanciarnos mentalmente de la sensación abrumadora de la culpa. Como ya explicamos, la defusión cognitiva es una estrategia que permite separar nuestra mente de nosotras mismas de forma eficaz. Al practicar los siguientes ejercicios de pensamiento, que provienen de la terapia de aceptación y compromiso, con el tiempo gastarás menos energía peleándote con tus emociones de culpa y terminarás sintiéndote más confiada al establecer límites. He aquí algunas formas de practicar la defusión cognitiva:

Visualiza el tren del sushi

El objetivo no es deshacerse de la culpa, sino aprender a coexistir con ella. El doctor Russ Harris, instructor de ACT, sugiere usar la metáfora del tren del sushi cuando practicamos la defusión cognitiva por primera vez. Imagina que estás en un restaurante de sushi, de esos donde los platos van pasando en una banda giratoria y el chef está en el centro. En esta metáfora, el chef es tu cerebro, y los platos son los pensamientos, los sentimientos, los recuerdos y las ideas que recorren tu mente todo el día. Cuando te enganchas con una idea, es como si te comieras el sushi de ese platito o como si detuvieras la banda y alejaras el plato de ahí. La defusión cognitiva, por su parte, nos exige que observemos los platos de sushi pasar frente a nuestros ojos sin agarrarlos ni alejarlos de nosotras.

¿Con qué puedes trabajar?

En vez de enfocarte en el *contenido* del pensamiento, enfócate en su *función*. ¿Adónde te lleva la culpa a la larga? Si te estancas en la culpa o tomas decisiones para evitarla, ¿cómo influye eso en tus relaciones? ¿Te sientes mejor con respecto a tu carga laboral o a tu vida familiar cuando permites que la culpa tome las riendas?

Incorpora una frase pegajosa

Cuando caigas en la espiral descendiente de la culpa o si empiezas a dudar después de poner un límite, intenta agregar la frase «Mi mente me dice que» antes de esos pensamientos de culpa. Recuerda lo siguiente: «Allá va mi mente de nuevo, diciéndome qué debo pensar y sentir». Esta sencilla práctica permite poner algo de distancia entre tus pensamientos y tú, y sirve también para bajarle el volumen a la culpa.

Imagina cómo se ve

Otra estrategia para distanciarte un poco de tus pensamientos difíciles es darles más forma en tu mente. Cuando escuches que la culpa acecha, haz una pausa y pregúntate: ¿Cómo se ve la culpa? ¿Tiene algún color en particular? ¿Su voz se parece a la de alguien que conoces? O quizá sea una sensación corporal. En mi caso, la culpa adopta distintas formas: puede aparecer como una nube o sentirse como náuseas. Cuando señalo y nombro esas formas, le quito parte del poder a esos pensamientos de culpa. Enfocarnos en la forma y la ubicación de la culpa nos ayuda a separar el *pensamiento* de *nosotras*.

Tras sentirse abrumada por la culpa, y después de haber entendido y practicado la defusión cognitiva, Tonya fue capaz de comunicarle a su familia un límite claro y les pidió que pospusieran su visita unos cuantos meses. Cuando recibió el inevitable y fortísimo embate de la culpa (no solo causado por sus suegros, sino también por sus propios padres), practicamos reformular la culpa como un sentimiento que simplemente estaba ahí, como la luz eternamente encendida del motor, como un ruidito de fondo y nada más.

Tonya reconoció que había tomado la decisión correcta tanto para ella como para su familia. Meses después, cuando su hija se enfermó y sus padres fueron de visita (de forma inesperada y sin avisar), Tonya fue capaz de pedirles que se fueran de inmediato e incluso rechazó su solicitud de que al menos despertara a su bebé para que pudieran verla. Ambas lo consideramos un triunfo, así como resultado directo de su capacidad para sentirse cómoda tolerando la culpa. Con el tiempo, Tonya también fue capaz de reconocer que la sensación de culpa no implicaba un juicio moral acerca de sí misma, sino la internalización del condicionamiento inculcado desde la infancia de que debía complacer a todos antes que a sí misma.

CALLA A LOS AGUAFIESTAS

Una vez que hayas domado al monstruo de la culpa, el siguiente paso para establecer límites es reconocer cómo influyen otras personas en tu toma de decisiones. Puede tratarse de familiares, amigos, colegas... o hasta el ministro de la iglesia o una maestra influyente de tu infancia a quien ansiabas impresionar. A este grupo de gente, cuyas opiniones ocupan una cantidad desproporcionada de espacio en tu mente, los llamo «aguafiestas».

Estoy muy familiarizada con ellos. Puesto que crecí en una familia migrante, originaria del sur de Asia, la pregunta «¿Qué va a pensar la gente?» se me grabó en la mente desde muy pequeña. No fue sino hasta que estudié psiquiatría que entendí que mi fijación con controlar la percepción que otras personas tenían de mí estaba asociada con mis límites.

A los veintitantos años tuve una experiencia que muchas mujeres compartimos: todas mis amigas más cercanas se estaban comprometiendo y planeando sus bodas. Como yo también tenía pareja, sentí una inmensa cantidad de presión por parte de mi familia para pisar el acelerador y sentar cabeza con mi novio de aquel entonces. Al mismo tiempo, estaba planeando mudarme al otro lado del país para iniciar la residencia de psiquiatría. Al hablar con mis padres sobre la posibilidad de mudarme con mi pareja sin antes comprometernos, me respondieron con la esperada pregunta: «¿Qué va a pensar la gente?». Al decir «gente» se referían a sus amigos y familiares, también originarios del sur de Asia, así como a los familiares que seguían viviendo en la India.

No puedo culpar a mis padres por todo lo que ocurrió después. También me sentía presionada para seguirles el paso a mis amigas y no quería quedarme rezagada, además de que me resultaba demasiado oneroso ponerle límites a mi familia. Amaba a mi novio y no quería perderlo ni arriesgar nuestro futuro compartido, de modo que nos casamos. Sin embargo, a la larga, ese capítulo de mi vida terminó en divorcio y en una cantidad inmensa de dolor y sufrimiento para mí y para mucha gente que me importa.

Al verlo en retrospectiva y con la sabiduría de la madurez, me doy cuenta de que el poner un límite conllevaba un costo social. En ese entonces creí que sería demasiado alto y preferí no defenderme con la intensidad con la que podría haberlo hecho por miedo a las consecuencias sociales. El problema de esta mentalidad es que, entre más tiempo pasas en esa relación, trabajo o situación que no te está funcionando, a la larga se eleva mucho más el costo emocional de terminar poniendo un límite.

Reconozco que este ejemplo personal es una versión un tanto extrema de lo que implica preocuparse por lo que piense la gente, y confieso también que me avergüenza un poco recordarlo. Sin embargo, siendo sincera, mi dificultad para establecer límites no fue lo único que influyó en mis decisiones en esa época. Pasé años en terapia desmenuzando los factores que influyeron en aquel periodo de mi vida y en las decisiones que tomé. Y te comparto esta historia porque mis pacientes comparten anécdotas similares con frecuencias —es decir, situaciones en las que hay mucho en juego y en las que les avergüenza permitir que el miedo tome la batuta— y, a pesar de que soy psiquiatra, no soy inmune a los baches propios de la vida humana.

En general, a las mujeres nos enseñan que otros saben más que nosotras y que no debemos confiar en nuestra propia intuición. También nos enseñan que debemos preocuparnos más por las consecuencias de nuestras decisiones que reflexionar sobre los riesgos que conlleva traicionarnos a nosotras mismas. Al recordar esa etapa de mi vida, me sorprende lo brutalmente aterrada e insegura que me sentía. Me daba miedo quedar mal con los demás y me aterraba perder a algún ser querido. Al final, ocurrieron las dos cosas que tanto temía. No obstante, también reconozco que las decisiones que tomé en ese entonces no fueron erróneas para mí. Sin embargo, como evité establecer límites firmes desde el principio, fue un periodo mucho más doloroso y emocionalmente desgastante de lo que tuvo que ser, tanto para mí como para la gente que me importaba.

Por desgracia, divorciarme tampoco fue lo que me impulsó a aceptar la importancia de los límites (para ser sincera, nadie nunca ha dicho que soy una aprendiz veloz cuando se trata del autocuidado del bueno). Mi vida tomó un rumbo muy distinto en el que pasé dos años experimentando con un estilo de vida diferente que implicó explorar mi sexualidad y mi espiritualidad, y tratando de entender qué quería para mí misma fuera de los confines del conservadurismo del sur asiático de mis padres y de la rigidez del sistema médico hegemónico. Como ya conté en la primera parte del libro, aprendí lecciones muy difíciles. Por un lado, puse un límite muy firme con mi familia por primera vez toda mi existencia y me vinculé con lo que *yo* quería en la vida. Por otro lado, me sumergí en un grupo sumamente demandante que no tenía límite alguno porque me convencí de que ellos tenían la panacea... la práctica de autocuidado por excelencia. Estaba desesperada por sentirme aceptada y por sentir que pertenecía, de modo que cambié al círculo social de mis colegas, amigos y familiares por un grupo *new age* de San Francisco.

Durante las difíciles consecuencias que experimenté tras abandonar el grupo y con la sabiduría que solo las experiencias de vida nos brindan, al fin entendí lo que debí comprender desde un inicio: no hay atajos para establecer límites ni para conocer tus propios límites. Entre más tiempo permitas que el miedo a los juicios y a las reacciones de otras personas determine tus decisiones, más devastadora será la destrucción a la larga. Es justo por eso que los límites son la base del autocuidado del bueno.

Quizá nunca enfrentes situaciones en donde tengas tanto que perder. Quizá en tu caso sea más bien que debas decidir no participar en un viaje familiar o que te consideren la «pesada» de tu círculo social. Sin embargo, el miedo que subyace a poner ese límite debe ser similar al que yo experimenté a mis veintitantos. Si no ejercitas el músculo de decepcionar a otros con cosas pequeñas, y por lo tanto no te vas desensibilizando a los juicios que podrías enfrentar, terminarás traicionándote en las cosas más importantes y podrías incluso terminar en una relación o una carrera que no son adecuadas para ti.

Entonces, ¿cómo nos deshacemos de la inquietud de lo que dirán los aguafiestas? Para empezar, elige con detenimiento a la gente que escuchas cuando se trata de establecer límites. Como solemos decir en psicoterapia: «Uno no va a la ferretería a comprar leche». Cuando se trata de establecer límites sanos, esto significa que debes tener cautela de no buscar la aprobación para hacerlo de parte de alguien que simple y sencillamente no puede dártela. Aunque es una cualidad muy humana que busquemos la validación de los demás, a veces la gente más cercana a nosotras no puede dárnosla, quizá por los patrones que aprendieron en su propia infancia o tal vez por su propia incapacidad para lidiar con la ansiedad. En vez de mirar hacia afuera al momento de tomar decisiones difíciles, es crucial que prestes atención a tus propias necesidades y preferencias.

En su libro, *Cuestión de límites*, la autora y terapeuta Nedra Glover Tawwab explica: «Los límites que pones son un reflejo de qué tan dispuesto estás para defender la vida que deseas tener».[1] Tawwab expone el importante argumento de que los límites no son parte del sentido común, sino algo aprendido. Una habilidad clave para establecer límites es la de separar tus propias necesidades y preferencias de las opiniones de quienes tienen algún interés personal en lo que sucede en tu vida.

Una vez que hayas abierto un espacio alejando las opiniones y juicios de los demás, intenta «recolectar información» sobre cómo las diferentes actividades, relaciones y situaciones influyen en tu cuerpo y haz un esfuerzo por reconocer los patrones. Por un lado, ¿qué personas, actividades y situaciones te hacen sentir más ligera y grandiosa? ¿Qué situaciones o experiencias te dejan con más energía que cuando empezaste? Estas señales físicas son las que pueden orientarte a decir que sí. Por otro lado, ¿qué personas, actividades o situaciones te tensan, te aterran, te aceleran el corazón o te producen náuseas? Esas son señales del cuerpo diciendo que no. Cuando alguien se acerca y te pide algo, y no experimentas ninguna de estas reacciones físicas, es indicio de que debes hacer preguntas como «¿Cuál es la fecha de entrega del proyecto?» o «¿Quién más vendrá a la fiesta?». Obtén claridad y presta atención a las sensaciones de tu cuerpo al obtener las respuestas. A partir de ahí, puedes decir que sí o que no, dependiendo de la información que hayas obtenido.

En última instancia, el comprensible temor que todas experimentamos al establecer límites tiene que ver con si nos sentimos seguras a nivel emocional como para expresar nuestra verdad o si sabemos que la gente nos rechazará. Dependiendo del tipo de familia en la que hayamos crecido, este miedo puede ser más o menos intenso. A las pacientes que crecieron en entornos colmados de críticas se les dificulta más sentirse seguras en sus relaciones como para establecer límites, y esto se debe a que a veces sienten que decir que no o que enunciar sus preferencias traerá consigo una fractura en la relación. Y la realidad es que estas fracturas *sí* ocurren cuando se trata de relaciones poco saludables.

Las familias caracterizadas por adicciones o traumas también suelen carecer de límites; en estos sistemas familiares suele haber una sola persona, ya sea el adicto o la persona abusiva, que determina cómo reaccionará el grupo en conjunto. Los integrantes de la familia que traten de establecer límites enfrentarán juicios, críticas y hasta abusos.[2]

También pueden influir algunos componentes culturales, que es algo que en lo personal he experimentado, dada mi ascendencia surasiática. Es posible que las familias migrantes eviten establecer límites porque las culturas no occidentales tienden a adoptar una mentalidad más comunal con respecto a la toma de decisiones. Si creciste en un entorno en el que jamás viste a los adultos tener conversaciones francas sobre su toma de decisiones y la expectativa era que cada integrante de la familia se sometiera a las necesidades del grupo en general, es posible que se te dificulte tomar decisiones por ti misma.

Las relaciones saludables entre adultos deberían brindar espacio para las necesidades y preferencias de cada individuo. En relaciones saludables —ya sea entre parejas, miembros de una familia extendida o hasta colegas de trabajo—, los límites implican involucrarte *más* en la relación, pues estás compartiendo tus necesidades y preferencias. En el capítulo 7 ahondaremos en cómo identificar tus valores, los cuales te servirán como guía para tomar decisiones, en lugar de que te dejes llevar por la culpa o el temor al juicio de los demás.

PARA PONER EN PRÁCTICA: TOMA EL VOLANTE DEL AUTOCUIDADO

La forma en la que otros reaccionan ante nuestras decisiones cuando ponemos un límite o negociamos también sirve como un poderoso test de Rorschach. Esta prueba es una antigua herramienta freudiana que los psiquiatras y psicólogos usaban para analizar los rasgos de personalidad de sus pacientes. En esencia, podríamos decir que la forma en la que alguien reacciona a tus límites dice más sobre *esa persona* que sobre ti. Si te das cuenta de que te estás enfocando en lo que piensan y quieren los aguafiestas, en lugar de hacerlo en lo que *tú* piensas y quieres, este ejercicio te ayudará a repensar aquel común mantra de «¿Qué va a pensar la gente?».

1. Recuerda la última vez que quisiste negarte a algo o que tenías dudas al respecto y te preocupó la reacción que podrían producir tus preguntas.
2. A continuación, visualiza a la gente que se habría molestado y en vez de enfocarte en sus emociones negativas, pregúntate qué dice su ira sobre ellos mismos. Pregúntate qué dice su reacción sobre su forma de ver el mundo, sobre el papel que desempeñas en su vida y sobre sus expectativas tácitas.

Visualizar y reflexionar acerca de lo que estas reacciones nos enseñan sobre la gente es una estrategia muy útil para recordar que los otros llevarán sus propias opiniones y experiencias de vida a sus interacciones contigo. Desviar la atención hacia su historia y contexto personales te dará más espacio para tomar decisiones que te funcionen.

CONOCE TUS TRES OPCIONES

Para establecer buenos límites no solo hay que aprender a decir que no. También hay que pedir las cosas de forma clara y concisa, lo cual también es un componente clave del autocuidado del bueno. En todas las situaciones tendrás tres opciones: puedes decir que sí, decir que no o negociar. Este marco de toma de decisiones se basa en la noción previa de que el límite está en tu pausa. Cuando tomas un tiempo para considerar todas tus opciones y reflexionas acerca de los potenciales riesgos y beneficios de aceptar o decir que no, estás ejerciendo un límite. La tercera opción, negociar, implica hacer preguntas, recopilar información y pedir lo que necesitas antes de decir que sí o que no.

Para mi paciente Tonya, a quien conociste en este capítulo, la habilidad de negociar le resultó indispensable para planear las vacaciones de verano. Durante los últimos cinco años, la familia de su pareja rentaba un Airbnb en un lago cercano y pasaba ahí dos semanas remando, pescando y practicando deportes al aire libre. Ese verano en particular, Tonya tenía apenas dos meses de haber dado a luz y además tenía otro niño sumamente activo. Sin embargo, sus suegros asumieron que ella y su esposo participarían en todas las actividades, al igual que en años anteriores.

Puesto que Tonya había estado trabajando activamente en practicar el autocuidado del bueno, sabía que tenía dos opciones. Por un lado, conducir durante tres horas con un bebé de dos meses le parecía abrumador. También le preocupaban la seguridad de su pequeño durante la práctica de deportes acuáticos y el tipo de actividades que se tenían planeadas. Por otro lado, disfrutaba las visitas al lago en el verano, y sabía que le vendría bien un breve descanso, pues habría más personas dispuestas a cuidar a su bebé a ratos. En vez de aceptar de inmediato, como habría hecho antes, le dijo a su suegra que le daría una respuesta definitiva más adelante. Le preguntó también cuáles eran los planes para el viaje al lago, incluyendo cuánto espacio habría para cada familia, cómo eran las habitaciones y qué medidas de seguridad había implementadas en la casa que habían rentado. Al final, Tonya y su pareja decidieron acompañar a su familia una semana en vez de dos, y ella se sintió orgullosa por la forma en que manejó la situación.

Mi paciente Ángela, a quien te presenté al comienzo del capítulo, también incorporó la habilidad de negociación en su relación de pareja. Durante nuestras sesiones, nos dimos cuenta de que Ángela acostumbraba acceder casi de inmediato a lo que le pidiera su novio, incluso si eso iba en detrimento de sus propias metas (como su desempeño escolar en la maestría). A pesar de que vivían juntos y de que ambos tenían empleos de tiempo completo, Ángela dudaba de encomendarle tareas domésticas a su pareja.

Un día, durante una de nuestras sesiones, mientras hablábamos de cómo evitaba negociar la división de las labores domésticas, Ángela dijo: «Para ser sincera, ¿no es más fácil si todo lo hago yo? Siento que tener que decir que no o negociar es otra carga que voy a llevar sobre los hombros, y luego tendré que lidiar con la recriminación de todos los que me rodean».

El argumento de Ángela era válido. Había logrado hasta cierto punto que su pareja se involucrara en algunas tareas del hogar; sin embargo, para ella, era más pesado tener que asegurarse de que él cumpliera con su parte.

Aunque los límites no se crean de forma colectiva, sino individual, el trabajo de comunicarlos y llegar a una solución es básicamente una negociación entre personas. Además, requiere más trabajo invisible que recae en los hombros de las mujeres, pues no solo es que la negociación requiere más trabajo, sino que es problemática en términos emocionales y es necesario esperar a ver que la otra persona ponga de su parte mientras confías en que lo que le estás pidiendo es razonable, a pesar de la recriminación ajena.

En el caso de los límites, lo que estamos haciendo es entrenar a la gente que nos rodea sobre cómo tratarnos a través de nuestras propias palabras, decisiones y acciones. Una vez que enunciamos un límite claro, eso les ayuda a otros a entender cómo esperamos que se comporten, lo que a la larga nos *ahorra* tiempo. Eve Rodsky, autora de *El método Fair Play para las tareas domésticas* describe el que ella denomina «Mensaje de tiempo tóxico: Puedo ahorrar tiempo si lo hago yo».[3] Rodsky explica que es común que las mujeres, quienes suelen llevar la pesada carga mental de la administración del hogar, crean equívocamente que lo más inteligente y sencillo es hacerse cargo ellas mismas de todas las pequeñas tareas del hogar, pues sus parejas son menos eficientes y nunca las hacen del todo bien. Lo que estas mujeres no calculan es el resentimiento y la ira que se acumulan a través de los años por haberse hecho cargo de todo simple y sencillamente porque era «más fácil y rápido». Quizá parezca más fácil hacerse cargo de todo a corto plazo, pero, cuando se trata de establecer límites, necesitamos involucrarnos en el proceso a largo plazo. La meta es un sistema que funcione a través del trabajo de múltiples adultos, no solo del tuyo.

Con el paso del tiempo, Ángela fue reconociendo que su urgencia por hacer las cosas y su impaciencia con la metodología (o carencia metodológica) de su novio para limpiar la cocina se enfocaba en el corto plazo, en lugar de hacerlo en las implicaciones que eso tendría para la relación. También aprendió a tolerar la incertidumbre que implicaba esperar a que él pusiera papel higiénico en el baño, en lugar de salir corriendo a hacerlo ella. En conjunto, su novio y ella lograron sobrellevar las responsabilidades domésticas compartidas, lo que a la larga la hizo sentir mejor con respecto a seguir adelante con su relación.

COMUNICA TUS LÍMITES CON CLARIDAD

Una vez que empieces a trabajar en lo que obstaculiza el camino para establecer límites, podrás ser capaz de comunicarles tus decisiones a tus amistades, familiares y colegas. Mi consejo es que empieces con cosas pequeñas y que, al principio, elijas situaciones en las que no haya mucho que perder. Al comienzo, podría resultarte útil seguir algunos guiones preestablecidos, de modo que incluyo algunos aquí, junto con buenos consejos de comunicación que puedan orientarte.

Habla con claridad

Al establecer un límite, no es momento de usar eufemismos ni de andarse por las ramas. En vez de eso, querrás ser directa y firme. Por ejemplo, en vez de decir algo así como «Quería saber si aún necesitas volver a revisar ese informe sobre el cliente al final de esta semana», di: «¿Qué es más urgente? ¿El informe de gastos o el informe del cliente? No podré tener ambos listos para el viernes, así que dime en cuál debería enfocarme, por favor».

No pidas permiso

Los límites no se crean en comunidad. Recuerda que la decisión es tuya, y que la otra persona tiene permitido reaccionar. Puedes mencionar que fue una decisión difícil de tomar y que la reflexionaste mucho, pero a toda costa debes evitar pedir permiso. En vez de decir algo así como «¿Está bien si hablamos después?», opta por algo como «No podré hablar contigo esta semana. Te llamaré la siguiente».

No des explicaciones de más

Es útil expresar tus límites de forma concisa, ya sea que empieces afirmando con claridad «Siento que eso no me funciona» o pidiendo información que te brinde claridad («¿Para cuándo lo necesitas?»). Cuando dedicas demasiado tiempo a intentar explicarle tu decisión a alguien, puede parecer que estás pidiéndole permiso.

Está bien comunicarse por correo electrónico si es necesario

Si te das cuenta de que al hablar por teléfono sueles retractarte, o si los mensajes de texto se convierten en largas discusiones acaloradas, los correos electrónicos pueden ser un buen sustituto, ya que te dan tiempo de acomodar tus pensamientos y se prestan a respuestas más mesuradas.

* * *

A continuación encontrarás algunos de mis guiones favoritos para decir que no y para pedir cosas. En lo personal, considero que tuve una semana productiva cuando empleo uno de ellos al menos tres veces.

> «Me gustaría poder hacerlo, pero tengo mucho trabajo. ¿Te parece si me comunico contigo el próximo mes?».
>
> «Agradezco que me hayas considerado, pero en este momento estoy priorizando ____________________________. Me daría gusto pensar en ello el próximo año».
>
> «Mis horarios cambiaron. ¿Podemos reagendar la reunión para el ____________________________?».
>
> «Necesito que me ayudes con ________________________. ¿Podrías volver a casa hoy antes de las ________________?».
>
> «No, en este momento no puedo hablar».
>
> «Me di cuenta de que ______________________________ no está funcionando. ¿Podemos acordar un momento específico para discutirlo?».

Ahora bien, dependiendo de tu cultura de origen o de la región en la que vivas, quizá debas adaptar estos guiones a tus necesidades. Si provienes de una cultura que valora la comunidad y la interdependencia, puede ser un poco más difícil establecer límites. En estas circunstancias, puede resultarte útil trabajar con una terapeuta que conozca tu cultura y que pueda ayudarte a

desmenuzar las implicaciones de establecer límites. Al final del libro encontrarás una lista de recursos para encontrar ayuda profesional.

¿EN QUÉ MOMENTO DEBES BUSCAR AYUDA PROFESIONAL?

La depresión y la ansiedad clínicas hacen que sea difícil establecer límites eficaces con la gente cercana. Estos trastornos afectan la capacidad de nuestro cerebro para lidiar con emociones difíciles. Por ende, alguien con trastorno depresivo grave sentirá e internalizará la culpa proveniente de su familia extendida de forma mucho más intensa que alguien sin depresión. Asimismo, a alguien con ansiedad clínica —ya sea que tenga trastorno de ansiedad generalizada o trastorno obsesivo compulsivo— se le dificultará más dejar de querer tener el control. Si observas un patrón de incapacidad para establecer límites o con frecuencia te retractas de ellos, puede ser crucial que trabajes con un profesional de la salud mental.

Como mencioné antes, cuando hablamos del autocuidado del bueno y de los trastornos de salud mental, es un poco como hablar del huevo y de la gallina. Por un lado, tener un trastorno de salud mental hace que sea más difícil emprender el trabajo del autocuidado del bueno porque el sistema nervioso no está funcionando de manera óptima y resulta más complicado lidiar con los reclamos de familiares o amigos. Por otro lado, si padeces un trastorno de salud mental, puedes usar la práctica del autocuidado del bueno como una especie de barómetro. Si descubres que eres capaz de establecer límites y lidiar de forma eficaz con la culpa, eso indica que estás bien. Cuando los límites se derrumban y pasas buena parte del tiempo reflexionando las culpas, puede ser indicio de que tu salud mental está empeorando.

Si te identificas con alguna de las siguientes situaciones, probablemente te beneficiaría buscar ayuda de un profesional de la salud mental:

- Los reproches de familiares y amigos te hacen sentir profundamente deprimida. Experimentas la sensación de que te iría mejor si no estuvieras en este mundo o de que la vida no vale la pena, lo cual influye en tu capacidad para funcionar. Incluso tienes que reportarte enferma en el trabajo porque no eres capaz de levantarte de la cama.
- Evitas establecer límites, lo cual te ha hecho vivir en un estado constante de inquietud, a tal grado que tienes ataques de ansiedad o brotes extremos de ansiedad.
- Con frecuencia impides que otras personas intervengan y te ayuden, sin importar si es en tareas pequeñas o grandes. Te resulta muy difícil ver que alguien realice una tarea si no lo hace siguiendo tus especificaciones al pie de la letra. Tu incapacidad para aceptar ayuda o para delegar tareas te ha traído problemas en tus relaciones o ha desencadenado síntomas de trastornos de salud mental.
- De manera consistente buscas validación o aprobación de otras personas en tu vida que no pueden dártela, y te alteras cuando sus consejos parecen críticos o hirientes.
- Te resulta imposible descifrar por ti misma qué personas, situaciones o actividades te resultan genuinamente agradables y cuáles te parecen aversivas.

Para este momento, espero que resulte claro por qué insisto en que establecer límites es como fortalecer una nueva serie de

músculos. Al principio es incómodo; sin embargo, conforme los entrenas, se fortalecen y es más fácil tener esas conversaciones. Recomiendo empezar con cosas pequeñas y tareas en las que no haya mucho en juego; por ejemplo, reagendar una cita o cancelar un plan social. Si empiezas así, te darás cuenta de que hasta el más mínimo cambio tiene una repercusión sustancial. Usa el marco referencial para cultivar la flexibilidad psicológica, reconoce el costo de enfocarte en lo que piensan los demás y de forma proactiva haz preguntas y pide lo que necesitas. Con el tiempo, te darás cuenta de que puedes tomar decisiones más importantes con mayor facilidad. Cada límite que pongas será un recordatorio de que tienes capacidad para decidir cómo inviertes tu tiempo y energía.

SUENA MUY BIEN, PERO...

Quizá te parezca que todo lo que expongo en este capítulo suena muy bien en teoría, pero sigues sin estar segura de cómo se acomoda en la práctica. En cada uno de los siguientes capítulos, la sección de «Suena muy bien, pero...» servirá para abordar preguntas habituales y formas de lidiar con situaciones difíciles.

> *Me encantaría poder rechazar algunas de las responsabilidades que ya asumí, pero soy la principal proveedora del hogar, tengo un hijo con necesidades especiales y mis padres dependen de mi apoyo social y financiero. Siento que no tengo la opción de decir que no, ni siquiera de negociar. Literalmente siento que todo lo que tengo pendiente es esencial, de modo que, si renuncio a hacer algo, la salud de mis seres queridos (mi hijo, mis padres) se verá afectada.*

A la autora Nora Roberts se le preguntó cómo lograba lidiar con su trabajo, su vida familiar y su propia salud mental; parecía malabarista con miles de pelotas en el aire. La famosa respuesta de Nora fue que la clave para mantenerse a flote era identificar cuáles de las pelotas eran de goma y cuáles eran de cristal. Dejarás caer algunas, pero por eso querrás asegurarte de que las que lo hagan sean de goma. En teoría es una gran idea, pero ¿qué pasa si sientes que todas las pelotas son de cristal?

Si estás en una situación que parece imposible, como esta, ten en mente lo siguiente: en primer lugar, tienes derecho a enojarte. Expresa tu furia contra el sistema. Es importante sentir esta ira, además de que es útil que tus aliados validen este enojo. El sistema no es justo, en especial para las mujeres que también fungen como cuidadoras (en el capítulo 6 ahondaré en cómo canalizar esta ira).

Después de desahogar tu ira, el siguiente paso consiste en descifrar si, a pesar de lo imposible que parezca la situación, existen pequeños huecos que te permitan soltar aunque sea las responsabilidades más pequeñas, aquellas cuyas consecuencias sean menos graves o las pelotas que, aunque parezcan de cristal, en realidad sean de goma. Para determinarlo, necesitarás apartar un periodo de tiempo sustancial en el que tu sistema nervioso no esté en estado de pánico (cuando estás en este estado, todo parece alarmante y es imposible determinar de forma racional si alguna pelota es de cristal o de goma). En ese espacio de calma, reflexiona con franqueza y de forma realista si el ritmo que llevas es sostenible. ¿Cómo se vería tu vida en tres meses o en seis meses si dejas caer un par de pelotas? Por ejemplo, si enfrentas una entrega laboral inminente y de pronto alguien de tu familia cercana se enferma y necesita tu ayuda, ¿puedes explicárselo a tu jefe para determinar si hay flexibilidad en las entregas? O, en lugar de lanzarte de lleno y tomar en cuenta las preferencias de todos y cada uno de los integrantes de tu familia extendida al momento de organizar una cena en tu casa, ¿podrías establecer un límite de tiempo y energía a invertir en la preparación, independientemente de lo que puedan opinar los aguafiestas?

Cuando la mayoría de mis pacientes retrocede un paso y se permite pensar en el futuro, reconoce que algo tiene que ceder. Ir a mil por hora y además fungir como cuidadoras de nuestros seres queridos es insostenible a largo plazo, en especial si nuestra propia salud también se deteriora. Como ya mencionamos, la clave para cambiar está en ir poco a poco. Experimenta haciendo cambios diminutos y observa cómo te sientes. También resulta útil conversar con alguien de confianza, hacer una lista de los pendientes de cada día y comentar con esa persona qué tareas no son indispensables y en qué casos puedes tomar atajos. Incluso (y sobre todo) si la salud y el bienestar de tus seres queridos depende de ti, necesitas tomar tiempo para ti. Regresando a la metáfora de Nora, si no dejas que algunas de las pelotas de goma se caigan de cuando en cuando, a la larga también empezarás a dejar caer las de cristal.

> *Soy una mujer afrodescendiente, y mis prestaciones laborales incluyen beneficios para toda mi familia. Si pierdo mi empleo, el impacto será devastador. Me piden que haga mucho trabajo adicional y no remunerado en la oficina, como coordinar calendarios y organizar fiestas de cumpleaños, y en estos casos recurren a mí mucho más que a mis compañeros caucásicos. Estoy muy resentida por tener que hacerlo, pero me preocupa que si alzo la voz y pongo límites, me tacharán de ser la «negra furiosa» y me correrán. ¿Cómo puedo establecer límites cuando hay tanto en juego, y no solo para mí, sino también para mi familia?*

He conversado sobre estas problemáticas con mi amiga y colega, la doctora Kali Cyrus, psiquiatra y experta en manejo de conflictos originados por la diversidad y las diferencias. La doctora Cyrus, que es una mujer afrodescendiente y de la comunidad LGBTQ+, ha tenido que lidiar en carne propia con el racismo y la discriminación, así como con microagresiones en su lugar de trabajo. Asimismo, ayuda a sus pacientes a lidiar con problemáticas laborales en sistemas donde no se valoran su esfuerzo ni su humanidad.

Para muchas mujeres, en especial las afrodescendientes que viven en condiciones de pobreza, hay una línea muy delgada entre salvarse y hundirse. Sin embargo, como plantea la doctora Cyrus, ¿qué tal que, en algunas situaciones, en ese espacio intermedio entre la salvación y el ahogo, existe una oportunidad? En sus palabras: «Es casi como si las injusticias percibidas fueran tan claras que, en vez de solo inspirarnos ira e impotencia, nos infundieran cierto sentido de empoderamiento. Terminas confrontando a tu jefe o escribiendo aquel correo electrónico o defendiéndote». Dicho de otro modo, hay ocasiones en las que el trabajo emocional que debemos hacer para dejarnos vencer por el *statu quo* de los entornos tóxicos es tan pesado que se revierten las cosas y te das cuenta de que estás lista para defenderte, sin importar lo que cueste.

En estas circunstancias, la mejor forma de evaluar los riesgos que conlleva establecer límites es decir que no a una tarea pequeña y monitorear las consecuencias de cerca. Al mismo tiempo, puedes anticipar un plan, en caso de que el establecimiento del límite traiga consigo consecuencias adversas; es decir, puedes ir puliendo tu CV o creando una red de colegas dentro de tu industria. Si el más mínimo límite detona una represalia, es momento de reflexionar si es sano que te quedes en ese entorno a largo plazo.

A ver, me encanta la idea de establecer límites, pero en este momento tengo muchísimos pendientes que ya accedí a hacer. Mucha gente depende de mí, y no quiero decepcionar a nadie. Entiendo que debo decir que no a cosas nuevas, pero ¿no quedaré como una desertora si cancelo esos compromisos?

Te entiendo. Es mucho más fácil decir que no a lo que viene que depurar lo que ya tenemos encima. Pero permíteme compartirte un pegajoso mantra que aprendí de la actriz Tabitha Brown: «*Cambié de opinión* es una oración completa». En el mundo tan complicado en el que vivimos, las circunstancias cambian de forma constante y se vuelven más complicadas. No es muy realista ni compasivo esperar que nunca tengamos que hacer cambios a nuestros compromisos.

Recomiendo que lleves un registro de tus actividades —ya sean personales, laborales o familiares— y que cada tres meses reevalúes cuáles le suman a tu vida y cuáles ya no encajan en ella. En el capítulo 7 ahondaremos en cómo identificar nuestros valores y en cómo esto nos ayuda a decidir dónde invertir nuestro tiempo, así que ahí encontrarás más lineamientos que te orienten al momento de tomar este tipo de decisiones.

Por ahora, recuerda que solo podemos disfrutar al máximo las *nuevas* cosas buenas de la vida si les hacemos espacio, para lo cual hay que quitar las obligaciones que ya no nos sirven. Tal vez sea una amistad que ya concluyó o un proyecto laboral adicional por el que no te están pagando. Sea lo que sea, está bien soltarlo, incluso si ya habías dicho que sí.

EL BOLETÍN DE LOS LÍMITES

He aquí una breve lista sobre establecer límites:

- El límite está en la *pausa*. Puedes decir que sí, puedes decir que no o puedes negociar.
- Al comunicar tus límites, hazlo con claridad, de forma concisa y no te disculpes.
- El objetivo de establecer límites es comunicar tus necesidades en una relación, no controlar la respuesta de la otra persona.
- Sentir culpa no es sinónimo de estar tomando una decisión errónea. La culpa no tiene por qué ser tu brújula.
- No puedes comprar leche en la ferretería, es decir, no busques que las personas incapaces de validar tus límites lo hagan.
- Tienes permitido cambiar de opinión.
- Si nunca antes has establecido límites, es normal que te sientas incómoda.
- Empieza con algo pequeño y ve desarrollando la fuerza muscular de tus límites poco a poco.

Capítulo 6

EL AUTOCUIDADO DEL BUENO IMPLICA TRATARTE CON COMPASIÓN

DATE PERMISO DE SER SUFICIENTE

Recuerda que el amor propio también es revolucionario y cambia el mundo.

AMANDA GORMAN

Hace unos años impartía clases a un grupo de madres para apoyar la salud mental posparto. Una mamá primeriza, que asistía con su hija recién nacida, dijo que, hasta el momento, su periodo postparto estaba yendo bien y que estaba disfrutando de la maternidad más de lo que esperaba. Su pregunta al grupo trataba sobre la licencia por maternidad: su empleador le había ofrecido dos semanas *extra* de permiso retribuido. No estaba segura de lo que debía hacer. Si decía que sí, estaría dejando trabajo sorpresa a su ya sobrecargado equipo, y eso la hacía sentirse culpable. Si decía que no, se perdería dos semanas preciosas con su hija, y eso también la hacía sentir mal. ¿Qué debía hacer? Le pregunté si había *alguna* solución con la que no se castigara a sí misma. Eso llamó su atención. Nunca se le había ocurrido que, ante una oportunidad inesperada, su mente había creado una narrativa que *solo* podía acabar en malos sentimientos para ella misma.

Para las mujeres, castigarse es poco menos que automático. Muy aparte de la elección que hiciera esta madre primeriza, en su mente ya había decidido que no estaba a la altura. El concepto de que era una persona digna de confianza, de buena voluntad y de compasión le era por completo ajeno.

Como comentamos en el capítulo anterior, aprender a establecer límites y a afrontar la inevitable culpa que viene después es el eje mismo del autocuidado del bueno. Sin embargo, el trabajo no acaba ahí. Más bien te basas en él para acceder al segundo principio del autocuidado del bueno: tratarte con compasión.

En primer lugar aclaremos la definición de compasión propia. Puede que tengas algunas ideas preconcebidas sobre lo que es la compasión por una misma, y puede que incluyan o no un masaje en una habitación llena de cristales o una mentalidad de «consiéntete». O puede que oigas la frase *compasión por ti misma* y quieras salir corriendo. Confesión: yo estaba en esta última categoría. A pesar de haber asistido a terapia durante años la compasión propia, tal y como yo la imaginaba, siempre me había parecido débil, como si me estuviera dando una falsa plática de ánimo sin creerme ni una palabra de lo que decía.

Pero hay una forma diferente de pensar en la compasión hacia una misma, una que se centra en tu relación con tu mente y se basa en la flexibilidad psicológica. Este es el tipo de compasión propia de la que hablo aquí. Cuando estás luchando contra un diálogo interno cruel esta compasión psicológica es exactamente el bálsamo que necesitas.

La doctora Kristin Neff, una de las principales investigadoras de la compasión propia, divide esta habilidad en tres componentes:

1. Sustituir la autocrítica por la compasión propia
2. Reconocer tu humanidad compartida
3. Sentir curiosidad por los pensamientos negativos en lugar de creerlos como una verdad inmediata (flexibilidad psicológica de nuevo)

La doctora Neff también establece una clara distinción entre compasión propia y autoestima. Mientras que la autoestima refuerza nuestra defensa psicológica cultivando un sentimiento de amor propio elevado, la compasión hacia una misma es un método para desarrollar la claridad de autoconcepto. Por ejemplo, mientras que «soy la abogada más joven en llegar a socia en la historia de mi bufete, así que algo debo estar haciendo bien» puede ayudarnos con la autoestima, la compasión propia nos pide que miremos hacia adentro y reflexionemos sobre cómo nos tratamos a nosotras mismas. Se parece más a: «Sentí miedo al postularme para socia, y cuidé de mí misma con amabilidad».

Las investigaciones demuestran que las personas que cultivan la compasión propia tienen más probabilidades de ser proactivas a la hora de hacer cambios positivos en su vida, como ser asertivas en sus elecciones.[1] Un estudio de casi setecientas madres demostró que las mujeres con niveles más altos de compasión propia tenían menos pensamientos negativos y una visión menos crítica de sí mismas.[2] Eso suena como un lugar saludable desde el que hacer el verdadero trabajo del autocuidado, ¿no?

El autocuidado del bueno requiere tratarte con humanidad y estar en sintonía con lo que necesitas y quieres en cada momento. Por eso, cuando practicas el autocuidado del bueno, la compasión propia es la lente a través de la cual te ves a ti misma. Se trata de reconocer tus defectos o las formas en que la vida no se ajusta a tus expectativas y, en lugar de sacar los guantes de boxeo, ofrecerte una dosis de amabilidad.

Lo que me ha resultado más útil es fijarme en la forma en que me hablo a mí misma cuando las cosas van mal. Cuando de manera inevitable acabo criticándome, practico la sustitución del lenguaje duro y crítico por un pensamiento más amable y flexible. A esto lo llamo *establecer límites conmigo misma.* Esta es otra forma de desarrollar la flexibilidad psicológica de la que hablamos en el capítulo 5.

Mientras escribía este libro, la necesidad de compasión propia surgió en mi vida de una forma completamente poderosa y personal. Mi compañero de vida, Justin, y yo estábamos pasando por un proceso de fecundación *in vitro* para formar una familia juntos. La tecnología *in vitro* (FIV) es un cúmulo colosal de citas médicas, extracciones de sangre, inyecciones de medicamentos en casa y calendarios cronometrados al minuto. Decir que estaba abrumada era quedarse corta. Me di cuenta de que me tambaleaba entre dos extremos opuestos. Comprobar dos y tres veces las dosis de todos mis medicamentos y gestionar las visitas al médico significaba que, en última instancia, el éxito de este proceso y la posibilidad de tener un bebé recaían completamente sobre mis hombros: más me valía no estropearlo. Sin embargo, en el lado opuesto, sabía que era una mujer de 37 años cuyo cuerpo y sistema reproductivo iban a hacer lo que tenían que hacer. Que la ciencia reproductiva funcionara para mí y para mi pareja no estaba realmente en nuestras manos: debíamos tener fe en nuestro médico, en el equipo, en el proceso y en nosotros mismos. No solo tenía que aceptar la dialéctica, sino también desarrollar compasión por mí misma.

Para mí, eso significaba poner límites a las privaciones que soportaría. Limité la cantidad de búsquedas que hacía en Google y el número de amigos y colegas con los que hablaba sobre la ciencia de la FIV. Decidí no hacer ninguna de las dietas extremas de fertilidad, pero suprimí la cafeína y el alcohol (¡no es divertido!). Me dije a mí misma, una y otra vez: «Soy suficiente» y «Estoy haciendo lo suficiente». En este proceso no podía controlar el resultado, pero lo que sí podía manejar era cómo me trataba a mí misma, mental y físicamente. Por mucho que todo este espíritu de la compasión hacia una misma iba en contra de mi personalidad, me obligué (sin duda a patadas y gritos) a ser amable.

CÓMO DOMAR EL MODO MÁRTIR

Antes de sumergirnos en las herramientas para practicar la compasión hacia nosotras mismas hay un obstáculo importante para la compasión propia que debemos abordar: el modo mártir. Este se produce cuando te encuentras cuidando de todos y de todo lo que te rodea, solo para encontrar que tú misma estás hecha pedazos. Lo vimos antes con Mikaleh, que era madre soltera de dos hijas y que cuidaba de su padre enfermo. Mikaleh se sentía *orgullosa* de lo mucho que se preocupaba y hacía por su familia. Por un lado ser mártir tiene que ver con experimentar sufrimiento y destruirte por el bien de los demás, sean tus hijos, tu familia o incluso tus compañeros de trabajo. Por otro, se trata de saborear tu sacrificio y, paradójicamente, de asegurarte de que se perciba tu pequeñez. Las mujeres recibimos mucha aprobación social por sacrificarnos y hacernos cada vez más pequeñas. Con el modo mártir puede haber una autosatisfacción especial que proviene de evitar catástrofes y sacrificarte por el bien común.

Todos conocemos a estas personas (y quizá las hayamos sido). Son las que quieren que sepas cuánto tiempo trabajaron como esclavos en la cocina, para luego rechazar cualquier cumplido. O las que parecen competir contigo en su sufrimiento: «¿Trabajaste cincuenta horas la semana pasada? Bueno, ¿sabías que guardo una bolsa de dormir debajo del escritorio para pasar la noche en la oficina?».

> *Esto nos lleva a preguntarnos: ¿En qué consiste esta carrera en la que estamos metidas y quién termina ganándola?*

El problema es que, cuando entramos en el modo mártir, caemos en un patrón de comportamiento sin estar dispuestas, primero, a ofrecernos compasión a nosotras mismas. *Creemos erróneamente que la compasión vendrá de afuera, si tan solo nos la ganamos sirviendo a los demás.*

Yo misma he pasado por eso: permíteme compartir un ejemplo. Tras aproximadamente un año de proceso de FIV tuve la suerte de quedar embarazada. Esto en sí fue una noticia sin duda feliz y tranquilizadora, porque ya antes había sufrido un aborto espontáneo. Pero cuando entré en el tercer trimestre de mi embarazo fue como si se activara un interruptor en mi mente: de repente mi modo mártir se puso en marcha. Estaba preparando a mis pacientes para mi próxima baja por maternidad, se acercaba la fecha de entrega de un libro, mi empresa, Gemma, iba a lanzar un nuevo producto... ¡y pronto tendría que cuidar de un bebé! Empecé a sentirme resentida: ¿no se daban cuenta los demás *lo mucho* que tenía que hacer? ¿Por qué no intervenían todos para ayudarme?

En una ocasión me puse de malas con mi equipo y mi cofundadora me llamó la atención (cariñosamente). Me estaba tratando a mí misma como a una mártir y todo el mundo a mi alrededor podía verlo de la manera más evidente posible. Me di cuenta de lo que estaba pasando y, por medio de las herramientas que compartiré contigo en las páginas siguientes, fui capaz de establecer una reconexión con mi voz interior de compasión propia. Espero que mi experiencia personal te ayude a comprender que, como todo autocuidado del bueno, desarrollar la compasión hacia ti no es algo que se haga una sola vez. Con cada transición en la vida tendremos que reorientarnos. La buena noticia es que, una vez que aprendes estas habilidades, siempre puedes recurrir a ellas en momentos de transición y estrés.

¿Cómo sabes si estás cayendo en el modo mártir? Una señal reveladora es cuando te entregas a los demás y esperas de manera tácita que te compensen con algo (elogios, apoyo, atención). Cuando esa expectativa no se cumple, pierdes la calma y te enfureces en secreto (o, más bien, no tan en secreto).

Caer en la trampa del modo mártir no siempre se corresponde con un diagnóstico clínico; es un papel que las mujeres pueden adoptar sin dejar de ser altamente funcionales y sobresalientes en su vida. Sin embargo, a nivel interno, cuando una mujer está atrapada en el modo mártir se convence a sí misma de que la mejor forma de tomar decisiones es ponerse en último lugar. El modo mártir te hace sentir como si la vida te ocurriera a ti, en lugar de ser tú la agente de tu propia vida.

Es el total opuesto del verdadero autocuidado del bueno.

Este fenómeno no solo afecta a las madres. Las mujeres y las niñas de nuestra cultura están condicionadas en términos sociales a dedicar su tiempo, energía y atención a los demás, ya sea en casa o en el trabajo. Se elogia a las niñas en clase y en el patio de recreo por ser amables y ceder ante sus compañeras. Si avanzamos una o dos décadas, las mujeres son las que encargan los pasteles de cumpleaños y están en los comités de tutoría (no remunerados). No es que estos actos de servicio sean malos, lo que está mal es la suposición de que las mujeres los asumirán y que, en el proceso, pondrán sus propias necesidades en segundo lugar.

Dicho todo esto, el modo mártir es algo que heredamos. Cuando operamos así, esperamos controlar las reacciones y respuestas de nuestros posibles críticos. Y como vivimos en una cultura a la que le encanta penalizar a las mujeres por establecer límites y reclamar espacio para sí mismas, esto tiene sentido como mecanismo de defensa. Piensa en aquella vez en la que parecía que acababa de pasar un tornado por tu casa y decidiste echarte una siesta en vez de limpiar, solo para que tu madre decidiera visitarte y comentara sarcásticamente lo bien que te «tomas las cosas con calma» refiriéndose a los platos sucios en el fregadero. ¡Gracias, mamá! O piensa en la mujer a la que reprochan en las redes sociales por elegir una vida sin hijos. O en la mujer que es ridiculizada por dejar el trabajo remunerado para criar a su familia. Sea cual sea nuestra elección, como nos recuerda Martha Beck, el dilema de la mujer moderna es un acertijo que desafía la lógica, y los críticos son muchos y estridentes.[3]

El primer y más importante paso de la compasión propia es darte permiso para practicarla. Espero que ahora te quede claro por qué debemos desprendernos del modo mártir para dar ese primer paso. Darte permiso para practicar la compasión por una misma es, *per se*, un acto de compasión.

A medida que avances en este capítulo reflexiona sobre las siguientes preguntas:

- ¿En qué situaciones te resulta relativamente fácil hablarte con amabilidad?
- ¿Hay factores comunes en estas situaciones (personas, lugares o cosas)?

- ¿Hay personas, lugares o cosas que de manera sistemática dificultan que te trates con compasión o situaciones en las que tu autocrítica es de lo más estridente?
- Cuando te encuentres en modo mártir, reflexiona acerca de los regalos (en términos de atención, ayuda o energía) con los que esperas que te recompensen, aunque esas expectativas estén por debajo de la superficie.
- Nombra una situación en la que te hayas sorprendido o que te haya dejado atónita la amabilidad o generosidad que te diste a ti misma. Reflexiona sobre las circunstancias que permitieron esa compasión propia.

La compasión hacia una misma me resulta más fácil de entender y poner en práctica si pienso en ella como una nueva forma de trabajar con mi cerebro. De este modo, no se trata tanto de «ser indulgente conmigo misma» sino de prestar más atención a cómo me hablo y aprender un nuevo lenguaje poco a poco. En las páginas siguientes compartiré contigo las herramientas que me han resultado más útiles para cultivar una mentalidad de compasión hacia mí misma.

AÑADE «¡AUCH!» A TU VOCABULARIO

Mi paciente Sonia, una mujer estadounidense musulmana de unos 30 años, vino a verme para que tratar su depresión de toda la vida. En el transcurso de nuestro trabajo juntas tuvo dos hijos, a la vez que trabajaba a tiempo completo fuera de casa en publicidad. Como la mayoría de las madres de Estados Unidos luchaba por equilibrarlo todo, y cuando las cosas se ponían difíciles, se recriminaba a sí misma. En una sesión de terapia, tras decidir enviar a sus dos hijos con la niñera un domingo por la tarde (para que ella pudiera ponerse al día en el trabajo), Sonia dijo: —Dios, no puedo creer que esté enviando a mis hijos con una niñera. ¿Por qué tuve hijos si se los iba a encargar a otra persona para que los cuidara incluso el fin de semana?».

Mi respuesta fue un inmediato y visceral «¡auch!».

Sonia levantó la vista, sorprendida, y dijo: «¿Perdón? ¿Qué quieres decir?».

«Eso es de lo más ruin», contesté. «¿Siempre te hablas así a ti misma? ¿Le dirías algo así a una amiga?».

Se detuvo y reflexionó sobre su forma de pensar. Estuvo de acuerdo en que no solo estaba siendo cruel consigo misma, sino que nunca le hablaría así a una amiga.

En nuestro trabajo juntas llegamos a descubrir que el crítico interior de Sonia —la voz en su cabeza que criticaba y juzgaba cada uno de sus actos— era en realidad la voz de su madre. Al crecer, Sonia había interiorizado la voz de su madre, y ahora sonaba como la suya propia. Al principio, a Sonia le costó identificar a su crítica interior, pero cuando empezamos a detectarla se percató de la misma cada vez que tomaba una decisión al servicio del autocuidado del bueno. Sucedía de manera inevitable.

Ten en cuenta que no todos los críticos internos son malos. Quizá tu crítico interior te ayudó a superar una infancia dura o circunstancias traumáticas. Puedes estar agradecida por tu feroz crítico interior y por cómo te protegió en los momentos difíciles de tu vida, y al mismo tiempo reconocer que su enfoque inflexible ya no te sirve de igual modo.

PARA PRACTICAR: NOMBRA A TU CRÍTICO INTERIOR

La terapia de aceptación y compromiso enseña que una de las mejores formas de tomar conciencia de cómo te hablas a ti misma es ponerte en contacto con tu crítico interior. Presta atención a cómo es esa voz y cómo se siente. Para muchas de nosotras los críticos internos son las voces de personas que fueron una fuerza instrumental en nuestra infancia. Sin embargo, para quitarle algo de poder a esa voz, como adulto, puedes cambiarle el nombre.

Durante una semana lleva la cuenta de las palabras y frases que utiliza tu crítico interior para hacerte sentir mal. Anota las frases exactas que surjan, por duras que suenen. Cuando tengas tus notas piensa en un personaje cultural popular que represente a tu crítico interior. Yo primero. Mi crítica interior es Angélica, de la caricatura *Rugrats*. Es una mandona, una sabelotodo y le encanta verte fracasar. Una paciente mía llamó a su crítico interior Miranda Priestly, el terrorífico personaje tipo Anna Wintour de *El diablo viste a la moda*.

Si dramatizas un poco a tu crítico interior le quitarás importancia y te recordarás que no es tu propia voz, sino una amalgama de los peores aguafiestas que puedas imaginar. Es mucho más fácil decirle «¡auch!» a esa voz cuando es Anna Wintour o Angélica que cuando parece la tuya propia.

REDUCE LA VERGÜENZA

No podemos hablar de los críticos internos o del impacto del modo mártir sin abordar el poderoso sentimiento de la vergüenza. La vergüenza es la creencia de que somos intrínsecamente indignas, que estamos equivocadas o que somos malas. Cuando la compasión por una misma parece imposible, la vergüenza suele acechar bajo la superficie. Brené Brown señala que la vergüenza aparece de dos formas principales en nuestra mente:

- «Nunca eres lo bastante buena».
- «¿Quién te crees que eres?».[4]

La vergüenza es una emoción distinta de la culpa. Sentimos culpa cuando creemos que cometimos un error o que actuamos mal, cuando herimos a alguien o cuando llevamos a cabo alguna transgresión. La vergüenza, en cambio, no es específica de una acción o decisión concreta. Dicha emoción se produce cuando te sientes mal como persona total. Es un sentimiento de alteridad o de no pertenencia. Por ejemplo, una madre puede sentirse *culpable* porque les gritó a sus hijos, pero otra puede sentir *vergüenza* porque es una «mala madre» por gritarles a sus hijos.

Todos tenemos periodos en los que caemos en pensamientos basados en la vergüenza. Puede ser tentador desanimarse por ello, pero el objetivo de la compasión propia es aligerar tu vergüenza, no aumentarla, y no quiero que te castigues más de lo que ya lo haces.

Dicho esto, es necesario que la reconozcas. Cuando hablamos con nosotras mismas desde un punto de vista basado en la vergüenza se parece a lo que hizo Sonia, reprendiéndose a sí misma por enviar a sus hijos a la niñera para poder trabajar un domingo. Prácticamente puedes ver las grandes luces de neón que gritan «¿¡QUIÉN TE CREES QUE ERES!?» sobre la cabeza de Sonia, ¿verdad? Es más o menos el polo opuesto de la compasión propia. Y cuando dejamos que gane esa voz basada en la vergüenza el modo mártir se pone en marcha, nuestro crítico interior se desboca y acabamos construyendo situaciones en las que nos resulta imposible sentirnos bien. Cuando esto ocurre, partimos de un lugar de «error» o de fracaso, en lugar de partir de un lugar de aceptación y bondad. Así que, por lógica, el antídoto contra el diálogo interno que se basa en esa emoción consiste, en primer lugar, en darte cuenta de cuándo ocurre y, en segundo, en inyectarte un recordatorio de que eres lo suficientemente buena.

El término *suficientemente bueno* procede del concepto psicológico de «la madre suficientemente buena», acuñado por el doctor Donald Winnicott, pediatra y psicoanalista inglés. Este concepto propone que el papel de un padre o una madre es proporcionar a su hijo o hija un entorno que le permita desarrollar la capacidad de tolerar su propio sufrimiento.[5] La madre suficientemente buena no salta ante cada llanto o sobresalto. En cambio, permite que su hijo o hija sienta una ligera frustración mientras aprende a desenvolverse en el mundo. En el contexto del desarrollo de la compasión hacia nosotras mismas te pido que partas de un marco mental de suficientemente bueno en contraposición a una narrativa interna basada en la vergüenza. Partir de lo suficientemente bueno significa que reconoces tu humanidad y te ofreces a ti misma la generosidad que mostrarías hacia los demás. Confías en que las personas que te importan pueden tolerar pequeñas incomodidades y errores.

Esto es lo que significa para mí partir de lo suficientemente bueno:

- Está bien que cometa errores *(no necesito escuchar la voz cruel de mi cabeza).*
- No me defino por ser egoísta o desinteresada *(tengo permiso de considerarme a mí misma junto con aquellos que me importan cuando tomo decisiones).*
- Puedo extender a mí misma la compasión que doy a los demás *(creo que todos merecemos compasión, incluyéndome a mí).*

PARA PRACTICAR: PROCEDE DE LO SUFICIENTEMENTE BUENO

Si procedes de una mentalidad basada en la vergüenza es posible que te frenen las preocupaciones por ser egoísta y que, en lugar de elegir el autocuidado del bueno, te inclines más hacia la abnegación (y, por tanto, hacia el modo mártir). Acceder a lo suficientemente bueno significa que estás encontrando un término medio entre el egoísmo y la abnegación. Este ejercicio te dará una idea de lo diferente que es partir del supuesto de lo suficientemente bueno.

1. Piensa en una situación reciente en la que tus necesidades y preferencias hayan entrado en conflicto con las de tus allegados o con las de las personas de las que eres responsable. Puede que haya sido en relación con tu trabajo remunerado, o tal vez en casa, con tu pareja o con tu familia. Puede que recuerdes un sentimiento de enojo o resentimiento del modo mártir.
2. Ahora, imagínate esta misma situación, pero primero empieza por suponer que la afrontaste siendo egoísta.

¿Qué elección tomaría la versión «egoísta» de ti? ¿Qué razones tendría ese «tú egoísta» para tomar esa decisión? ¿Cómo reaccionaron los demás ante tu decisión? ¿Cómo te sentiste después?

3. Imagina la situación por segunda vez, partiendo del supuesto de que la resolviste siendo abnegada. ¿Qué decisión tomaría tu versión «abnegada»? ¿Cuáles fueron los motivos que tuvo el «tú abnegado» para tomar esa decisión? ¿Cómo reaccionaron los demás ante tu decisión? ¿Cómo te sentiste después?

4. Ahora, vuelve a imaginar la situación por última vez, pero parte del supuesto de que eres lo suficientemente buena. Cuando partes de la base de que eres lo suficientemente buena, enfocas tu decisión al desear lo mejor para todas las partes, incluida tú misma, y valoras los sentimientos, el tiempo y la energía de todos por igual. ¿Qué decisión tomaste? ¿Cómo reaccionaron los demás? ¿En qué se diferenció esta decisión de los dos primeros ejemplos?

Cuando consideres qué se siente tomar una decisión desde una posición suficiente buena ten en cuenta lo siguiente:

- ¿Cómo es que mi miedo a ser egoísta me impide acceder a lo suficientemente bueno?
- ¿Cuáles son los costos (físicos, emocionales, espirituales) de ser abnegada?
- ¿En qué áreas de mi vida me siento más convencida de ser lo suficientemente buena? ¿Puedo llevar la convicción de que soy lo suficientemente buena a otras áreas de mi vida en las que estoy menos segura de mi cualidad inherente de lo suficientemente bueno?

Tú eres la única que puede concederse el permiso de partir de lo suficientemente bueno. Ten cuidado con dejarte atrapar por el deseo de que otras personas de tu vida te regalen esta habilidad; la compasión por una misma no te cae desde el cielo: tienes que construirla tú misma. Al cultivar una mentalidad de lo suficientemente buena introducirás más compasión en tu narrativa interna de forma natural.

DISTINGUE ENTRE TU CRÍTICO Y TU IMPULSO

Es posible que te encuentres pensando: «Pero espera, ¿no es mi crítico interior lo que me ayuda a ser un adulto productivo y funcional? Si no tuviera un crítico interior, ¿volvería a ser puntual? ¿Podría conservar un trabajo?». ¿Cómo mantienes el *impulso* sin un *crítico,* y dónde se encuentra esa frontera?

Nuestro objetivo con la compasión propia no es eliminar al crítico interior, sino reconocer cuándo se ha vuelto demasiado duro y cuándo está sirviendo de forma contraproducente. En lugar de discutir con el crítico interior o intentar eliminarlo recuerda que solo es una voz en nuestra mente, en un mar de otras ideas, pensamientos y sentimientos. El problema no es que exista el crítico; el problema viene cuando es la única voz o la más ruidosa, porque conduce a sentimientos y pensamientos contraproducentes. Cuando tu crítico interior es el más estridente, te quedas sin energía: la alegría y el significado te abandonan, y te limitas a existir por inercia.

Por ejemplo, cuando Angélica, famosa por *Rugrats,* me reprendía por no escribir más, lo último que quería hacer era sentarme a escribir sobre el autocuidado del bueno. No solo me sentía como una hipócrita, sino que además no podía oírme pensar con claridad. De manera paradójica, cuando me daba permiso para tomarme la noche libre, salir a pasear o escuchar mi episodio de pódcast favorito, me sentía inspirada a escribir.

Tomemos el sencillo ejemplo de ser puntual. Cuando llegas tarde a una fiesta, ¿cómo suena tu voz interior?

- Opción 1: «Oye, perdedora, seguro volverás a llegar tarde. ¡Tus amigos están hartos de ti! ¿Por qué aceptaste ir en primer lugar?».
- Opción 2: «Recuerda que siempre son diez minutos extra en el tráfico, así que deja de tratar de arreglar tu maquillaje porque no quieres llegar tarde. ¡Todo el mundo quiere que les cuentes cómo te fue en tu primera exposición de arte!».

Lo que se encuentra arraigado en la opción 1 es: «Soy una mala persona». Si tu voz suena más como la opción 1, tu trabajo consiste en establecer límites con el crítico interior y partir de un lugar en el que asumas la intención de ser lo suficientemente buena, en vez de un lugar basado en la vergüenza. ¿Puedes encontrar una voz que suene más como la opción 2? ¿Puedes recordar por qué quieres estar en esta fiesta?

Si no aprendes a hablarte a ti misma con respeto, amabilidad y cariño, cuando llegues a tu destino —ya sea terminar de escribir un libro o presentarte en la fiesta de un amigo— estarás en las últimas. No *necesitas* tener un crítico interior cruel para hacer las cosas. La única razón por la que muchas de nosotras pensamos que es así es porque nos hemos acostumbrado a esa voz. La verdad es que también puedes entrenarte a responder a una voz amable. Vale la pena correr el riesgo de darte permiso para prestar menos atención al crítico interior.

PARA PRACTICAR: SIENTE CURIOSIDAD POR LAS VOCES EN TU CABEZA

Cuando el crítico interior es la única voz o la más ruidosa, nos quedamos atrapados en una narrativa interior tóxica. Para contrarrestar esta tendencia, identifiquemos algunas de las otras voces que van y vienen durante tu día y conozcámoslas:

- La optimista: es la que tiene las grandes ideas y los mejores planes. ¿Cómo es y cómo suena?
- La extravagante: puedes contar con ella para empezar una frase como «Esto puede sonar raro, pero...». La próxima vez que aparezca reflexiona sobre su singularidad.
- La mujer sabia: su voz suele venir acompañada de una sensación de gravedad. Es la que lo ha visto todo y responde con conocimiento de causa.

¿Qué otras voces añadirías a esta lista y cómo aparecen? Identificar la diversidad de voces en tu paisaje interior es poderoso porque te recuerda que, como en cualquier historia, hay más de una narrativa. Puede que la voz crítica nunca desaparezca del todo, pero puede equilibrarse con todas estas otras voces, que son mucho más productivas.

RECONOCE QUE LA PERFECCIÓN NO EXISTE

Hace poco una paciente, Sally, se lamentaba de haber fracasado por completo en lo que se refiere al autocuidado del bueno. Tenía una conocida del trabajo que llevaba meses y meses queriendo hacer algo con ella un fin de semana. Se sabía que esta conocida era tóxica, pero agotó a Sally con sus peticiones hasta que acabó diciendo que sí y fue a almorzar con ella un domingo por la mañana. Cuando Sally llegó a casa después del almuerzo se sentía casi enferma. Estaba enojada consigo misma por no haber mantenido sus límites, y sentía sin duda alguna que no había querido gastar su precioso tiempo libre en una persona que no aportaba nada a su vida. Reflexionó que en el pasado se habría dicho a sí misma: «Estaba siendo una buena amiga», pero ahora reconocía que: «Esta persona no es mi amiga y no quiero que lo sea».

Ten cuidado con esto. Puede haber una fuerte tendencia a castigarte cuando no eres perfecto con el autocuidado del bueno. Y la cuestión es que nunca lo serás en el autocuidado del bueno. Es un proceso constante, no un destino. No necesitas hacerlo a la perfección para que funcione. En mi sesión con Sally replanteamos el incidente del almuerzo como una *recopilación de datos* por su parte: en realidad fue una victoria que después del almuerzo reconociera de inmediato lo que la hacía sentirse mal. Eso es el autocuidado del bueno: aprender más sobre tu verdadero yo, la parte de ti que tiene gustos y aversiones, necesidades y preferencias. Llevará tiempo hacerlo bien, y eso es perfectamente normal. Cometerás errores *incluso cuando* lo hagas bien.

INVIERTE EN RECIBIR

A principios de año hablé con una mujer que estaba atravesando un momento especialmente difícil en su vida. Sus hijos habían tenido problemas de salud, y aún estábamos en plena pandemia. La vida era una lucha. Dicho esto, esta mujer recalcó en repetidas ocasiones lo agradecida y afortunada que se sentía por tener un trabajo de tiempo completo y una pareja que la apoyaba. «Sé que hay muchas otras personas allá afuera que la están pasando peor, así que no debería quejarme». Continuó contando que su vecina era cocinera profesional y que un día se ofreció de improviso a preparar una cena con filete para su familia y llevársela. Ella dijo que no de inmediato y por reflejo. Sí, habría sido maravilloso y se le hizo literalmente agua la boca al decir que no, pero no se merecía ese tipo de limosna. Había muchas otras personas que lo necesitaban mucho más que ella.

Uno de los mayores factores que se interponen en el camino de la compasión por una misma es una capacidad disminuida para recibir ayuda, porque sentimos que no la merecemos o que no estamos lo bastante necesitados. Todos los días nos llegan noticias de personas de todo el mundo que se enfrentan a traumas, desastres naturales, guerras y hambrunas. ¿Quiénes somos nosotras para aceptar ayuda?

Pero ¿y si en lugar de buscar el permiso para recibir en el exterior, replanteáramos el hecho de recibir el apoyo, el amor o la atención de los demás como una habilidad que tenemos que desarrollar? Esther Perel, terapeuta sexual, experta en relaciones y autora belga, comentó: «En mi cultura le pides a una amiga que cuide a tu hijo o hija. Aquí lo primero que intentas es contratar a alguien; ya después vas y "abusas" de alguien más».[6] Esto es algo que suelo ver en mi consulta. Una paciente mía, madre de dos hijos, se enteró de que su pareja iba a hacer un viaje de trabajo de última hora y que estaría fuera dos días. Su hermana, que vivía en la misma ciudad, se ofreció a dormir con ella para ayudarla a acostar a los niños y con la rutina matutina. La reacción visceral de mi paciente fue rechazar la ayuda: «Solo son dos noches, estaré bien». Le pregunté por qué le costaba decir que sí a un familiar que se ofrecía, y mi paciente dijo: «No quiero incomodar a mi hermana; sé que tiene mucho trabajo de por sí». Su pensamiento automático fue verse a sí misma como una imposición.

Sin embargo, si le damos la vuelta a esta situación, podemos pensar en lo que siente la hermana que ofrece ayuda con generosidad al seguir oyendo que no. Los seres humanos se nutren de la conexión compartida: en lugar de resistirte y rechazar los apoyos en tu vida, recuérdate que las personas que ofrecen ayuda también están recibiendo.

PARA PRACTICAR: MICRODOSIFICA TU CAPACIDAD DE RECIBIR

Al igual que al establecer límites, decir que sí a las ofertas de ayuda o apoyo puede resultar bastante incómodo. En parte, esto se debe a que la cultura estadounidense exalta el individualismo y el estoicismo. También despreciamos y devaluamos la labor invisible que supone el trabajo de cuidado. Como resultado de este condicionamiento social, no tenemos suficiente práctica en recibir. Así que parte del desarrollo de tu compasión propia consiste en encontrar pequeñas formas de decir que sí a la ayuda cuando te la ofrecen. Esta práctica también ayuda a contrarrestar tu tendencia a moverte hacia el modo mártir. Prueba lo siguiente: la próxima vez que alguien en tu vida se ofrezca a hacerte un favor, presta atención a lo rápido que saltas al: «No, gracias... Así estoy bien».

Incluso si la oferta de ayuda no es exactamente lo que esperabas —por ejemplo, tal vez un amigo se ofrece a cuidar de tus hijos un jueves después de la escuela, pero a ti te vendría mejor un martes— practica decir que sí de todos modos.

Permitirte aceptar ayuda es una habilidad fundamental que no solo construye tu sistema de apoyo de forma tangible, sino que también aporta valor a los que ofrecen ayuda. Cada vez que lo practiques, estarás dando a tus amigos y familiares la oportunidad de reforzar los lazos interpersonales, lo que también es beneficioso para su bienestar.

SIENTE CURIOSIDAD POR TU ENOJO

Se dice que Machig Labdrön, maestra y sostenedora del linaje del budismo, comentó: «En otras tradiciones los demonios se expulsan por medios externos, pero en mi tradición los demonios se aceptan con compasión».

Quizá la emoción más odiada sea el enojo. Si te encuentras llevando a cabo estos ejercicios y sigues teniendo problemas para apaciguar a tu crítico interior, es posible que sea un enojo subyacente que no se ha expresado. Podría tratarse de enojo contra las circunstancias de tu vida o contra personas concretas que están cerca de ti, y a la vez enojo dirigido hacia ti misma. Es importante identificar este enojo porque, de lo contrario, operará bajo la superficie, de forma encubierta, y también saldrá a la luz de forma destructiva.

En los momentos de mi vida en los que ha sido muy difícil acceder a la compasión propia primero he tenido que aceptar mi enojo. Por ejemplo, a finales de la década de 2000 me asignaron una rotación quirúrgica en un hospital notoriamente hostil de Filadelfia. Por aquel entonces, como estudiante de medicina, estaba en lo más bajo del escalafón. Me despertaba a las 3:30 a. m. para llegar al hospital a las cinco y hacer la ronda previa con los pacientes que me habían asignado. Si tenía suerte, me dejaban entrar en el quirófano para observar los casos, donde una vez presencié cómo un cirujano en jefe enojado arrojaba parte del equipo al personal durante una operación. La dinámica entre residentes y cirujanos adjuntos era similar a la que experimentábamos como estudiantes: falta de respeto y crueldad.

Mi respuesta fue castigarme internamente por no estudiar lo suficiente, por no ser la mejor alumna de las rondas y, en general, en mi opinión, por fracasar en la vida. Me puse en contacto con un asesor para intentar comprender lo que estaba pasando. A través de nuestra conversación comprendí que estaba enojada. No solo me sentía enojada, sino furiosa. Como estudiante, estaba allí para aprender, pero en lugar de aprender sentía que me trataban de forma inhumana; mi equipo ni siquiera se había molestado en aprenderse mi nombre. En aquella época las palabras *entorno de trabajo tóxico* aún no eran comunes, y no me enorgullece admitir que nunca denuncié ninguno de estos comportamientos (aunque había gente por encima de mí que sí lo hacía). Curiosamente, una vez que nombré mi enojo de manera externa, mi crítico interior se apaciguó. Había estado desquitando conmigo misma el enojo que sentía hacia los demás.

Observo este mismo fenómeno con mis pacientes: mujeres que sienten un enojo sutil o no tan sutil que acecha bajo la superficie. Históricamente, nuestra cultura no ha permitido que las mujeres sientan su enojo y, por ello, en lugar de dirigir su atención hacia sus sentimientos de rabia, que son muy reales, mis pacientes pasan el tiempo preguntándose si está *permitido* que se sientan así; si sus sentimientos de enojo están justificados. La cuestión es que los sentimientos no funcionan así. Los sentimientos no son actores racionales. Simplemente *son.* Nuestro trabajo consiste en aprender a sentirlos, y después decidir si queremos actuar con base en ellos. Decirte a ti misma que tu enojo no es racional no hace nada para detenerlo, sino que crea más obstáculos a largo plazo al obstruir tu visión de lo que *realmente* ocurre.

CONÁCTATE CON TU CUERPO

Sobre el tema de la compasión, es probable que hayas oído muchos consejos que te dicen que descanses tu cuerpo. El motivo por el que abundan estos consejos es que el reposo —incluido el sueño, la relajación, el tiempo dedicado a actividades que no te hacen ganar dinero o estatus— es de vital importancia para nuestro bienestar.

Sin embargo, lo que falta en la conversación sobre el descanso es cómo conseguir hacerlo cuando eres una persona alérgica a él. No puedes descansar tu cuerpo a menos que reconozcas que *tienes* un cuerpo que necesita hacerlo. Y no puedes reconocer que tu cuerpo está cansado y que necesita descansar a menos que primero desarrolles cierta compasión por ti misma. En otras palabras, la compasión propia es un requisito previo para la corporeización, que a su vez es un requisito previo para el reposo.

La descorporeización adopta muchas formas: por ejemplo, navegar de manera mecánica por las redes sociales, olvidarse de comer o beber agua, hacer ejercicio hasta lesionarse, pero en última instancia conduce a una falta de capacidad para tomar decisiones significativas y productivas para nosotras mismas. Es posible que tengas problemas de descorporeización si te sientes identificada con estas afirmaciones:

- Cuando alguien te pregunta cómo te sientes te resulta imposible nombrar una emoción o una sensación corporal.
- Te ciega la necesidad de productividad o rendimiento.
- Te identificas tanto con el modo mártir o el pensamiento basado en la vergüenza que te resulta difícil conectarte con lo que quieres o necesitas en el momento.

Hace poco una de mis pacientes, Naomi, hizo esta conexión por sí misma mientras observaba a su anciana madre. La madre de Naomi tenía más de 70 años y una larga lista de problemas de salud y enfermedades crónicas. Sin embargo, no podía estarse quieta. Durante una larga estancia con Naomi iba constantemente de la cocina al jardín, al supermercado y de regreso. Y no se trataba de una existencia enérgica o del tipo «¡me siento feliz de ayudar!», sino del tipo en el que Naomi estaba constantemente preocupada por si su madre iba a caerse y romperse la cadera (otra vez). El problema era que la madre de Naomi estaba de lo más desconectada de su cuerpo. Se había pasado la vida entera esforzándose al máximo y pertenecía a una generación que evitaba admitir cualquier tipo de debilidad o fragilidad.

Como era de esperar, la madre de Naomi se excedió y un día se lesionó la muñeca mientras trabajaba en la cocina. Pero entonces su descorporeización empeoró aún más, ya que se resistía a buscar atención médica. Lo que descolocó a Naomi en particular fue que, tras la lesión, cuando por fin se vio obligada a abstenerse de ciertas actividades, su madre se disculpaba incesantemente por descansar. Naomi desarrolló un estribillo incesante para recordarle a su madre que no necesitaba disculparse solo por prestarles atención a las señales que le enviaba su cuerpo. Esta experiencia ayudó a Naomi a comprender que ella tenía las mismas tendencias subyacentes a forzarse hasta el límite y a ignorar las señales de su cuerpo cuando le pedía un descanso. Ver los patrones de su madre hizo que Naomi tomara conciencia y la motivó para empezar a trabajar en su propia compasión por sí misma.

La corporeización puede consistir en sentir curiosidad por nosotras mismas, preguntarnos qué necesita nuestro cuerpo en cualquier momento dado y crear el espacio necesario para permitírselo, ya sea descanso, movimiento o estimulación. Tricia Hersey es la fundadora del Ministerio de la Siesta, un movimiento de justicia social basado en la idea de que el descanso es resistencia contra los sistemas de opresión a los que nos enfrentamos en nuestra vida cotidiana. En una entrevista para *The New York Times* Hersey afirmó: «Estar agotados no es la forma en que se supone que debamos transitar por este mundo. Es un verdadero trauma».[7] A través del Ministerio de la Siesta, Tricia educa a las mujeres no blancas para que se empoderen al elegir el descanso. Puede ser una siesta o puede ser alejarte de tu correo electrónico o dar una vuelta a la manzana. Importa menos lo que hagas y más que comprendas que el descanso —como un tipo de compasión por ti misma— no es una forma de debilidad sino, por el contrario, una afirmación de fortaleza.

Si eres como yo, el descanso, la relajación y la corporeización son decisiones difíciles de tomar. Todo el *hacer* parece productivo porque nos hace avanzar. Cuando estamos quietas y descansamos, debemos sentarnos con la ansiedad de estar con nosotras mismas y prestar atención a nuestros sentimientos y sentidos. Para muchos esta quietud provoca ansiedad. Queremos deshacernos de la ansiedad con rapidez al hacer algo, *cualquier cosa.* Incluso puede producirse una especie de «subidón» cuando terminamos todas las cosas que nos quedan por hacer en nuestras listas de pendientes.

Yendo un paso más allá, cuando examinamos más de cerca esta tendencia a renunciar al descanso, lo que a menudo sale a la luz es el miedo. Puede haber una preocupación subyacente de que, si por fin decides descansar durante unos minutos, si dices que sí al apoyo de los demás, si eres amable contigo misma, podrías derrumbarte. Cuando por fin te das el espacio para conectarte con tu cuerpo es probable que lo primero que sientas es lo completamente agotada que estás. Puede ser más fácil seguir adelante, entumecida y vacía, que detenerte y sentir la fatiga cuando descansas.

Pero, por favor, sé valiente. ¿Cómo sería la vida si dedicáramos aunque solo fuera un poco de tiempo a estar dentro de nosotras mismas y con nosotras mismas? La compasión propia es un acto radical de subversión de las estructuras sociales construidas para mantenernos calladas y sobrecargadas. Concebir los actos de corporeización y descanso como resistencia puede llenarte de una sensación de autonomía y control. Durante mucho tiempo las mujeres han practicado la afirmación de esta feroz compasión hacia los demás: sus familias, sus hijos, aquellos de quienes son responsables. Ahora nos toca adoptar esta postura hacia nosotras mismas. En la práctica del autocuidado del bueno es fundamental reconocer cuándo necesitas descansar y después emplear límites y compasión propia para darte permiso para hacerlo. Cuanto más conectada te sientas con tu cuerpo, más fácil te resultará tomar decisiones más importantes desde un lugar de claridad, lo que será importante para el siguiente paso del autocuidado del bueno: identificar tus valores.

Cabe destacar que aquí es donde las prácticas como el yoga, la meditación y la atención plena (*mindfulness*) pueden ser herramientas poderosas que te ayuden a desacelerar y a conectarte con tu cuerpo. Aunque el yoga como autocuidado ficticio no servirá (por ejemplo, cuando es performativo o como cuando se utiliza como evitación del trabajo de autocuidado del bueno), hacer el trabajo del autocuidado del bueno para elegir una práctica basada en el cuerpo puede ser transformador.

PARA PRACTICAR: ELIGE EL DESCANSO

El descanso es el lugar de donde obtenemos energía física y emocional, y la energía es poder. Pienso en el reposo más como una postura que como una acción concreta. Así pues, cuando decidimos descansar sea como sea, es una acción única que se resiste contra las fuerzas sociales que exigen nuestro tiempo, energía y atención. Elegir relajarse es un acto revolucionario. Tu objetivo aquí es empezar poco a poco y tomar microdecisiones que estén a favor de tu cuerpo y tu energía, en contraposición a las personas y entidades que reclaman tu atención.

La próxima vez que te sientas abrumada, con exceso de trabajo o simplemente agotada, tómate un minuto para hacerte las siguientes preguntas:

1. ¿Qué está intentando decirme mi cuerpo en este momento?
2. ¿Qué puedo hacer para cuidar de mi cuerpo ahora mismo? (Puede ser algo tan minúsculo como permitirte ir al baño cuando tengas ganas, en lugar de aguantarte varias horas).
3. ¿Cuáles son las áreas de mi vida en las que puedo practicar las habilidades de establecer límites y apaciguar a mi crítico interior para permitirme elegir el descanso?

La próxima vez que te encuentres abrumada piensa en estos pasos que acabas de identificar y ponlos en práctica. Descubrirás que incluso dar un pequeño paso al servicio del descanso rinde grandes frutos; cada momento de descanso que tomas hace que sea más fácil volver a elegirlo de nuevo.

SUENA INCREÍBLE, PERO...

La compasión por una misma es un hueso duro de roer, así que no te alarmes si tienes preguntas pendientes sobre cómo poner en práctica este trabajo. He aquí algunas de las preguntas y críticas más comunes que surgen sobre este tema.

> *La compasión por ti misma suena muy bien, pero ¿qué tiene que ver todo esto con cambiar los sistemas? ¿No se supone que el autocuidado del bueno es algo que repercute en el mundo en general y lo convierte en un lugar mejor para todos?*

Volvamos a mi paciente Sonia, de quien hablamos antes en este capítulo, para comprender mejor qué aspecto tiene en la práctica la compasión propia como revolución. Después de identificar el crítico interior de Sonia como la voz de su madre ella tomó algunas decisiones valientes que surgieron del suficientemente bueno: decidió inscribir a su hijo pequeño en una guardería y pidió el aumento en el trabajo, prometido hacía tiempo. También estableció límites con su madre, cuya voz crítica habíamos personificado como Regina George de *Chicas pesadas.* Al igual que con la culpa, la voz no desapareció, pero ya no la consultaba ni se tomaba las críticas de Regina como algo personal.

Con el nuevo permiso que sintió, Sonia dio un salto y empezó a adoptar la idea tentativa del descanso. Programó una niñera para que fuera un domingo por la tarde al mes, y durante ese tiempo, en lugar de ponerse al día con su trabajo, reposó la mente y el cuerpo. Tomaba siestas, escuchaba sus pódcast favoritos sobre crímenes reales, platicaba con viejos amigos y probaba nuevas recetas.

Crear este espacio para sí misma le permitió sentirse preparada para procesar parte de su rabia, y salió a la luz que se había sentido poco apoyada por su pareja, Brad, después de tener a su segundo hijo. Brad trabajaba para una pequeña empresa y, durante el periodo posparto de su segundo hijo, no había tomado el permiso de paternidad. Sonia nunca lo presionó para que tomara esa decisión, pero en ese momento llevaba casi dos años sintiéndose resentida.

Un año después, cuando quedó embarazada de su tercer hijo, le pidió a Brad que solicitara a su jefe la licencia por paternidad. Sonia comprendió que le correspondía a ella ejercer la autonomía en su relación, y que utilizar su voz para expresar sus necesidades era una afirmación de poder. Brad estuvo de acuerdo y, aunque lo ponía nervioso causar revuelo en una empresa tan pequeña, siguió adelante e hizo la petición. Resultó que era el primer empleado con identidad masculina que pedía ese permiso. Los socios de su empresa incipiente decidieron que querían ofrecer buenas prestaciones para retener a los mejores talentos, así que instituyeron una política de permiso por paternidad de seis semanas, con goce de sueldo, para todas las parejas de personas que acabaran de tener un bebé. Este cambio llegaría a impactar a todas las familias en el lugar de trabajo, y empezó con que Sonia aprendiera a tratarse a sí misma con compasión.

Como puedes ver, los cuatro principios del autocuidado del bueno deben funcionar en conjunto para que se produzca un efecto escalonado, y este trabajo lleva su tiempo. Pero a diferencia del alivio momentáneo que supone ir a un masajista o apuntarse a una clase de *mindfulness,* este trabajo interior es lo que impulsa el cambio dentro de nosotras mismas y, a su vez, en nuestras familias y en los sistemas en los que vivimos y trabajamos.

> *Lucho con la compasión por mí misma porque mi vida se basa en ser la cuidadora de varios miembros de la familia extensa que, sin mí, se desmoronarían en un sentido literal. Además, en los últimos años he pasado por circunstancias vitales devastadoras (la muerte de mi pareja), y también sufro un trauma intergeneracional (mi padre era alcohólico). Pero debido al enorme peso de las responsabilidades que recaen sobre mí, la compasión propia siempre me resulta por completo autocomplaciente. La forma en que me he impulsado a cuidar de los demás ha sido por medio de ser dura conmigo misma: si yo descansara, los demás sufrirían. En mi mente me resulta imposible ser amable conmigo misma y también cuidar de los demás. Sé que esto no es necesariamente cierto ni productivo, pero ¿cómo puedo cambiar mi forma de pensar cuando cada gramo de mi cuerpo y de mi mente lucha contra ello?*

Lo que oigo en esta pregunta es a alguien que se enfrenta a un alto nivel de dolor emocional y que tiene práctica en llevar la carga. Cuando el nivel de sufrimiento es alto, les recuerdo a mis pacientes que el siguiente paso es encontrar una forma de sentir curiosidad por tu dolor. Si puedes reunirla, aunque sea durante cinco minutos, intenta contemplar tu sufrimiento con ternura y pregúntale qué quiere decirte.

Siempre debemos adaptar el autocuidado del bueno al lugar del mapa en el que nos encontramos. Y cuando procedes de una familia con traumas intergeneracionales, el trabajo de hablarte a ti misma con respeto y de creer que en realidad mereces descanso y amabilidad puede parecer ridículo porque nunca te lo han enseñado de forma positiva (de hecho, puede que lo hayan visto con recelo o paranoia). En este caso, además de observar tu sufrimiento con curiosidad, intenta acercarte a tu enojo. ¿Dónde aprendiste que solo puedes ser útil para los demás si no experimentas tus propios sentimientos? ¿O aprendiste que otra persona intervendrá y te salvará? Trabajar con un terapeuta, un psiquiatra o un asesor de confianza puede ser útil cuando te plantees estas preguntas difíciles.

Si eres la cuidadora de unos padres mayores o de unos hijos pequeños, no es raro que pienses en ti misma como algo separado de los seres queridos a los que te encargas de apoyar. El doctor Scott Stanley, profesor de investigación y codirector del Centro de Estudios Maritales y Familiares de la Universidad de Denver, sugiere un marco conceptual para pasar del «yo al nosotros» cuando se trabaja con parejas, y me gusta aplicar este concepto a las situaciones de cuidado. Tu narrativa mental podría ser: «Tengo que asegurarme de que papá acuda a todas sus citas con el médico». Ocuparte de tus propias necesidades puede malinterpretarse con facilidad como una competencia directa con las necesidades de los demás. En lugar de caer en una mentalidad competitiva (es decir, yo contra ellos), replantéatelo pensando en ti como en un equipo en el que tus deseos y tu bienestar forman parte de un sistema mayor. Esto podría ser así: «¿Qué puedo hacer para apoyarme a mí misma para que lleguemos a todas las citas médicas de papá?». Tienes que incluirte en la situación y reconocer que formas parte del nosotros. Sin tu salud y bienestar, cuidar de ellos es imposible.

CUÁNDO BUSCAR AYUDA PROFESIONAL

Quiero reconocer que la compasión por una misma, tal como la describí aquí, aunque es una parte importante del autocuidado del bueno, no está disponible para todo el mundo, todo el tiempo. Si en el pasado has luchado contra la depresión, la ansiedad u otros tipos de problemas de salud mental, puede que te resulte especialmente difícil acceder a este tipo de compasión. En medio de un episodio depresivo grave o de un episodio de ansiedad clínica el diálogo interno negativo, al igual que tu crítico interior, pueden volverse muy, muy estridente: a menudo es la voz más fuerte dentro de tu cabeza.

En el capítulo 4 hablamos de que el autocuidado no es un tratamiento para los trastornos mentales clínicos. Como recordatorio, en lugar de considerar al autocuidado del bueno como una cura, me gusta pensar en él como un punto de referencia para hacer un seguimiento de cómo van nuestras intervenciones. Por ejemplo, cuando tengo una paciente con un trastorno mental clínico que puede acceder con relativa facilidad a un sentimiento de suficientemente buena consigo misma, y que puede establecer límites con su crítico interior, sabemos que su depresión o ansiedad se está gestionando bien. Por otra parte, si alguien que antes era capaz de establecer límites con su crítico interior ahora se ve inundada de diálogos internos negativos, sabemos que tenemos que ajustar su programa de tratamiento.

Como con todas las lecciones que estamos aprendiendo sobre el autocuidado del bueno, recuerda que no podemos llegar a la compasión propia utilizando las mismas herramientas que nos alejaron de ella. El perfeccionismo, la autocrítica y el hiperfuncionamiento no nos llevarán a la compasión por una misma. En última instancia, de los cuatro principios del autocuidado del bueno, la compasión por nosotras mismas es la que requiere mayor permiso para las mujeres. Hemos pasado siglos en una cultura que nos hace invisibles, nos desprecia y nos dice que no importamos. Hablar contigo misma con amabilidad y respeto, comprender que mereces tiempo y ayuda, y darte cuenta de que necesitas descansar, son actos radicales. Tú eres la única que puede darte ese permiso. Y para ti, puede empezar con algo pequeño, como vislumbrar un atisbo de compasión por ti en el espejo: darte cuenta de tu crítico interior cuando se activa o detectar el modo mártir poco después de que aparezca, en lugar de dejarlo cocer a fuego lento durante meses.

Los principios del autocuidado del bueno se complementan entre sí y funcionan de forma sinérgica. No puedes ser compasiva contigo misma hasta que no hayas aprendido a empezar a decir que no a los demás, y tampoco puedes imponer límites a menos que te deshagas de parte de tu vergüenza. Una y otra vez, te encontrarás trabajando en un principio y volviendo rápidamente al anterior. Esto está bien. La compasión por ti misma *y por tu propia práctica de autocuidado* es de vital importancia.

LISTA DE COMPROBACIÓN DE LA COMPASIÓN PROPIA

Tu referencia rápida cuando se trata de compasión por ti:

- Darte *permiso* te lleva a darte *compasión*.
- La compasión es algo que debes darte a ti misma; no puedes esperar que siempre venga del exterior.
- Puede que tu crítico interior te haya traído hasta aquí en la vida, pero ya no es la única voz que importa.
- El perfeccionismo es una ilusión que conduce a la soledad, la desmoralización y la desconexión.
- No tienes que estar acabada para aceptar ayuda.

- Comprender tu enojo te ayudará a acercarte a la compasión propia.
- Permitirte descansar es una estrategia para rescatar tu energía de los sistemas tóxicos.
- Recuerda que lo que estás sintiendo es *traición*, no agotamiento.

Capítulo 7

EL AUTOCUIDADO DEL BUENO TE ACERCA A TI MISMA

CONSTRUYE TU BRÚJULA DEL AUTOCUIDADO DEL BUENO

No existe el equilibrio entre trabajo y familia. Este lenguaje nos lleva a un problema que hay que resolver, a un destino al que llegar. Es mucho más preciso decir que la relación con la pareja, la relación con los hijos y la relación con el trabajo existen como una conversación dinámica y ruidosa en constante evolución.

DRA. ALEXANDRA H. SOLOMON

Mi paciente Rochelle, de 45 años, es una mujer blanca de California que se había trasladado hacía poco a la Costa Este. Rochelle había pasado la mayor parte de su vida cuidando de todos los que la rodeaban. Cuando su madre enfermó, Rochelle se mudó y coordinó todas sus citas con el médico. Cuando la familia atravesó una crisis económica, Rochelle agotó sus ahorros. En nuestro trabajo juntas identificamos que su papel en la familia era ser la salvadora. Era a ella a quien llamaban cuando había un problema que necesitaba solución. Y era muy, muy buena para eso.

Pero tras décadas de esto, Rochelle se sentía comprometida con sus padres y hermanos y como si no hubiera un espacio para ella. Gracias a nuestro trabajo juntas Rochelle aprendió que tenía que establecer límites y empezar a decir que no a las exigencias de su familia. Cuando su madre la llamó un sábado, insistiendo en que dejara todo y fuera a ayudarla a arreglar su *laptop*, se negó. Cuando su hermana le pidió que volara a California para ayudarla a encontrar un nuevo departamento, dijo que no. Fueron grandes victorias para Rochelle, y estaba contenta consigo misma por haber llegado tan lejos. Pero ahora tenía un nuevo problema: no tenía ni idea de qué hacer consigo misma cuando no estaba atendiendo a su familia.

El reto de Rochelle era uno que había visto en muchos de mis pacientes: una vez que han identificado con claridad lo que no quieren en su vida, se sienten a la deriva, inseguras sobre lo que realmente les llena. Por fortuna, una vez que establecemos nuestros límites y empezamos a tratarnos con más compasión, tenemos el espacio mental para reflexionar sobre lo que realmente nos nutre y nos llena.

Todo empieza con la identificación de nuestros valores.

Este capítulo te enseñará el tercer principio del autocuidado del bueno, que consiste en que el mismo te acerca más a ti misma. Tiene un aspecto diferente para cada persona, pero significa que te sientes conectada con tus valores y realizas actividades que se alinean con ellos. Identificar nuestros valores de forma explícita nos anima a tomar decisiones claras. Y esas elecciones nos conducen a un propósito y a una sensación de plenitud.

METAS CONTRA VALORES: QUIEN ERES CUANDO VIAJAS ES QUIEN ERES CUANDO LLEGAS

Para empezar aclaremos la diferencia entre metas y valores, porque es fácil confundirlos. Las metas son objetivos tangibles como «Quiero correr un maratón» o «Quiero hacer un posgrado».

Los valores, en cambio, son cualidades de acción deseadas. Puedes corporeizar tus valores mientras te esfuerzas por conseguir tus metas (e incluso si fracasas en tus metas). Por tanto, si entreno para correr un maratón, ¿qué valor corporeizo mientras entreno? ¿Es una sensación de aventura por intentar algo nuevo? ¿O se trata de un sentimiento de valentía frente a un reto difícil?

Dicho de otro modo, si las metas son las cosas que haces, los valores son la forma en que las haces. Imagina tu vida como un largo viaje por carretera. Tus metas incluirían cada destino al que llegues, tanto si te diriges al Gran Cañón como si te tomas un descanso en una parada junto a la carretera. Tus valores son lo que sientes al estar en el coche, conduciendo hacia los distintos destinos de este viaje. ¿Cantas tu canción de hiphop favorita de los ochenta? ¿Estás enfrascada en un apasionante juego del veo-veo con tus hijos? ¿O estás nerviosa y maldiciendo el tráfico? La distinción es importante porque la forma en que avanzas hacia tus objetivos influye en el estado mental y físico en que te encuentras cuando llegas.

Te habrás dado cuenta de que las estrategias de afrontamiento del autocuidado ficticio del capítulo 2 están todas alineadas con objetivos concretos, en contraposición a los valores. Vamos a un retiro de *wellness* con el objetivo de escapar de nuestra vida cotidiana; hacemos una limpieza con jugos para bajar de peso. Y normalmente creemos que nos sentiremos mejor cuando alcancemos nuestras metas. Rara vez identificamos los valores subyacentes. Más bien utilizamos el autocuidado ficticio como una estrategia de afrontamiento orientada a las metas para hacer frente al agobio y a la desconexión con nuestros valores. El trabajo del autocuidado del bueno es más profundo; es un proceso que te ayuda a vivir según tus valores. Recuerda, el autocuidado del bueno no es algo que hay que hacer; es una forma de ser.

Pero he aquí la mala noticia. Si te pareces en algo a mí o a mis pacientes es fácil que te pongas anteojeras y te hiperconcentres en las metas. Dame una lista de pendientes y mira cómo corro para encargarme de ellos. El problema de este modo de vida es que acabas perdiéndote lo que más importa. Los valores no solo describen cómo quieres vivir, sino también por qué tomas las decisiones que tomas. No hay dos personas que tengan la misma constelación de valores.

Como mencionamos en el capítulo 4 las investigaciones nos dicen que las personas que desarrollan relaciones auténticas y significativas y que están en contacto con su propósito en la vida son más felices y más realizadas. Cuando tienes una visión de túnel en cuanto a tus metas y te olvidas de por qué te importan, corres el riesgo de sentirte vacía por dentro y de caer en el agotamiento o, peor aún, en la depresión o la ansiedad.

En su trabajo sobre la terapia de aceptación y compromiso el doctor Russ Harris define los valores como «los deseos más profundos de nuestro corazón sobre la forma en que queremos interactuar con el mundo, con otras personas y con nosotros mismos».[1] Nuestros valores, por tanto, tienen que ver con cómo queremos mostrarnos. ¿Qué tipo de persona quieres ser? ¿Qué es lo que *realmente* te importa? Emprender acciones comprometidas en consonancia con tus valores es propicio porque te acerca a ti misma y, de paso, fomenta el bienestar eudaimónico. En resumen, estar conectada con tus valores te ayuda a *sentir,* y ser capaz de experimentar tus sentimientos es fundamental para practicar el autocuidado del bueno.

Este capítulo se divide en dos secciones: la primera ilustrará las herramientas y ejercicios que te ayudarán a entrar en la mentalidad de pensar en tus valores y a crear una lista de ellos. En la segunda sección utilizaremos esa lista para construir tu brújula del autocuidado del bueno.

Mientras trabajas con estas herramientas recuerda la importancia de establecer límites y adoptar narrativas autocompasivas. El autocuidado del bueno es un proceso iterativo que requiere que tengas presentes todos estos principios y que, con la práctica, se convierte en algo natural.

CONSTRUYE TU LISTA DE VALORES

Aquí tienes una breve lista de valores comunes que puedes consultar mientras lees el capítulo. Ten en cuenta que esta lista no pretende ser exhaustiva, sino poner en marcha tu proceso para que identifiques los tuyos. Lee la lista y subraya los valores que más resuenen contigo (sin pararte a cuestionarlos). Luego, a medida que trabajes con las herramientas de la sección «Para practicar» en las páginas siguientes, añade más valores cuando vayan surgiendo en tus respuestas.

ACEPTACIÓN	COMUNIDAD	HONESTIDAD
ALEGRÍA	CONCIENCIA DE UNO MISMO	HUMILDAD
AMABILIDAD	FIABILIDAD	SENTIDO DEL HUMOR
APERTURA	CONSTANCIA	INTEGRIDAD
APRENDIZAJE	CREATIVIDAD	JUSTICIA
TOMA DE RIESGOS	CUIDADO	LIBERTAD
AUDACIA	CURIOSIDAD	LIDERAZGO
AUTENTICIDAD	ESPERANZA	PERTENENCIA
AUTONOMÍA	ESPIRITUALIDAD	RESPONSABILIDAD
AVENTURA	ESTABILIDAD	SERVICIO
COMPASIÓN	FLEXIBILIDAD	VALENTÍA
COMPRENSIÓN	GENEROSIDAD	

Quizá te preguntes: «¿Cómo puedo identificar mis valores y tomar decisiones en consonancia con ellos?». En las páginas siguientes te guiaré a través de este proceso presentándote una serie de herramientas que te ayudarán a comprender qué actividades, intereses y cualidades alimentan tu verdadero sentido del yo.

ELIGE UN VALOR EN LUGAR DE OTRO

Los valores son más fáciles de discernir cuando los consideramos en el contexto de las decisiones. Bethany Saltman es una *coach* y autora que ayuda a personas y equipos a dirigir sus negocios en línea con sus valores. Al fundar mi empresa de salud mental femenina, Gemma, mi equipo y yo trabajamos con Bethany para obtener claridad a la hora de tomar las grandes decisiones a las que nos enfrentábamos en cuanto a la dirección que habría de tomar la empresa. Bethany hace hincapié en que un valor es más útil cuando se enmarca en la elección de una cualidad sobre otra. Así, por ejemplo, en el mundo empresarial definir los valores de tu empresa podría significar elegir la justicia *por encima de* la estabilidad o dar prioridad al servicio al cliente *por encima de* la flexibilidad. Para Gemma, esto significaba tener en claro que nuestras relaciones como amigos y colegas eran más importantes que la velocidad con la que lanzaríamos nuestro próximo producto al mercado. Este marco de valores más amplio también puede aplicarse a las personas.

Tomemos, por ejemplo, a mi paciente Kleo. Hacía poco ella y su esposa, Melanie, habían ahorrado el dinero suficiente para comprar la casa de sus sueños y estaban reacondicionando la cocina. Melanie se lamentaba de que Kleo tenía todo lo que decía haber querido (y por lo que había trabajado tan duro) y que, sin embargo, parecía abatida por todo ello. Yo también me di cuenta: en nuestras sesiones Kleo solía enumerar listas de tareas y proyectos, y parecía sentirse agobiada u oprimida por ellos.

Kleo y yo dedicamos tiempo a reflexionar sobre lo que ocurría y a ver cómo podía tomar decisiones claras que estuvieran en consonancia con sus valores. Por ejemplo, en la mayoría de los ámbitos de su vida Kleo valoraba tomar decisiones audaces: fue una de las primeras mujeres en ascender en su empresa, y salir del clóset durante su adolescencia le había aclarado que actuar de acuerdo con lo que era verdadero para ella tenía la máxima prioridad. Era más feliz cuando aceptaba las partes únicas de sí misma que cuando bajaba el volumen para encajar.

Sin embargo, al renovar su nueva casa, Kleo se sintió muerta por dentro mientras recorría sitios como Pinterest en busca de inspiración. Se sentía limitada por las normas de cómo debía ser una «casa de ensueño». Parecía que la remodelación de la cocina estaba recordándole viejas cargas emocionales a Kleo. Había crecido pobre en un hacinado departamento con sus cinco hermanos. Sus padres nunca tuvieron recursos para comprar muebles nuevos, y mucho menos para remodelar una casa. Kleo había trabajado como animal de carga para llegar a donde estaba en términos económicos y, hasta cierto punto, la remodelación de la cocina era una especie de declaración de «lo logré». Pero se dio cuenta de que había un guion oculto en su mente que la empujaba hacia una estética de diseño de clase media-alta. Gritaba beige, y Kleo se sintió asfixiada.

En cuanto descubrimos lo que pasaba ideamos un plan para que Kleo reservara un tiempo dedicado a dejar volar su imaginación. Fue a la librería y se permitió hojear el pasillo de las revistas, eligiendo colores y temas de decoración para el hogar que la alegraran. Al final Kleo eligió una isla de cocina azul brillante y azulejos estampados que le recordaban su luna de miel en Puerto Rico. Permitirse mostrarse a sí misma de manera genuina, aunque no estuviera «de moda», iluminó a Kleo por dentro y le recordó que este proyecto era suyo. Sí, era cierto que si su familia decidía vender la casa, sería difícil por el diseño de la cocina. Sin embargo, tomar esta clara decisión —la audacia y la autenticidad por encima de la prudencia y el autocontrol— estaba en consonancia con sus valores. Aunque su esposa no estaba tan entusiasmada como Kleo con una cocina azul, a Melanie le encantó ver que Kleo volvía a tener esa chispa en los ojos y estuvo feliz de acompañarla.

La claridad que surge de tomar una decisión clara y de entender *por qué* la tomas es energizante. Cuando tomas una decisión proactiva, en lugar de sentir que te están haciendo la vida imposible, estás practicando el autocuidado del bueno.

Las limitaciones sistémicas siempre están en juego en primer o segundo plano (más aún si procedes de un grupo marginado). Por tanto, la capacidad de tomar una decisión clara en cuanto a lo que hacemos con nuestro tiempo es un privilegio en sí. Una vez más, esa es la razón por la que el autocuidado del bueno tiene el potencial de ser un acto tan transformador; estamos haciendo un cambio interno en nosotras mismas para rechazar los mensajes culturales tóxicos que hemos ingerido durante demasiado tiempo.

Cuando llevas a cabo el trabajo de elegir un valor por encima de otro, como hizo Kleo al renovar su cocina, como es lógico, tu cerebro tenderá a sobrevalorar ciertas palabras (servicio, conexión, amor) y a infravalorar otras (ambición, libertad, ludicidad). Sin embargo, recuerda que el trabajo de identificar tus valores se basa de manera evidente en el hecho de que todos somos *diferentes* y que nuestra diferencia es nuestro poder. Kleo, por ejemplo, quedó atrapada de forma comprensible en lo que «se suponía» que debía querer. La identificación excesiva con los «deberías» de nuestras vidas —ya sea en relación con la remodelación de una cocina o con una decisión más importante, como la elección de una carrera o tener o no hijos— siempre nos aleja de nuestros valores. Cuando trabajo con pacientes, suelo poder ver una clara línea que va de la afirmación «bueno, yo debería querer...» a «todos los demás hacen lo mismo». Es propio de la naturaleza humana querer encajar en su familia, comunidad o cultura, y si todos los demás a tu alrededor están eligiendo una isla de cocina color beige, es comprensible que a veces olvides que ni siquiera te gusta ese color. Articular nuestros valores con claridad nos ayuda a contrarrestar los «deberías» y las comparaciones.

Si sientes la tentación de castigarte por tu tendencia a querer encajar en la manada, por favor, no lo hagas. Este instinto se encuentra preprogramado en nosotros, y deshacerse de él requiere estar consciente de ello y práctica. Por ejemplo, investigadores de la Universidad Johns Hopkins descubrieron que niños y niñas de tan solo 2 años cambian sus decisiones en función de la influencia social de sus compañeros.[2] Este estudio pone de relieve que, incluso a una edad tan temprana, los niños y las niñas entienden que es socialmente ventajoso seguir a la multitud. Aunque este mecanismo de defensa adaptativo sin duda ayudó desde un punto de vista evolutivo, no nos sirve de la misma manera ahora, en que lo que nos hace únicas es importante para nuestro propio bienestar.

PARA PRACTICAR: TU CENA DE CUMPLEAÑOS

Vas a organizar una cena de cumpleaños para ti y tienes un presupuesto de doscientos dólares. Piensa en cómo se ve la fiesta y cómo tomas tus decisiones sobre el evento. Con un presupuesto limitado, ¿qué elecciones haces? Cosas a tener en cuenta: ¿a cuántas personas invitarás? ¿Lo harás al azar? ¿Dónde será la fiesta? ¿Habrá algún tema? Ten cuidado de no dejarte atrapar por los «deberías»; se trata de una cena imaginaria, y el objetivo de este ejercicio es dejar que tu cerebro imagine cómo la idearías, sin juicios. Ahora responde a las siguientes preguntas:

1. Imagina la escena de la fiesta misma. Escribe de tres a cinco valores que te llamen la atención de inmediato y que describan cómo es que tomaste la decisión. Consulta la lista de valores del principio del capítulo si necesitas ayuda. Recuerda que aquí no hay respuestas correctas, solo lo que es cierto para ti.
2. Ante la presentación del evento (dónde se celebra, quién está invitado, qué comida se sirve) frente a cómo se sienten tú y los invitados cuando están en tu

cena, ¿qué es más importante para ti? ¿Cómo reflexionas estos aspectos?

Este ejercicio no solo te proporciona valores que puedes añadir a tu lista, sino que también es un recordatorio de que no habrá dos personas que hagan las mismas elecciones para nuestra cena. No hay una única «forma correcta» de celebrar tu cumpleaños, del mismo modo que no hay una única «forma correcta» de vivir tu vida.

HAZ COINCIDIR TU INTERIOR Y TU EXTERIOR

Hace un par de años mi paciente Jolene acudió a mí angustiada. Tenía veintitantos años y todas sus amigas se estaban comprometiendo y parecían cabalgar hacia la puesta de sol con sus supuestos caballeros en brillantes armaduras. Mientras tanto, Jolene estaba lamentablemente soltera y nunca había tenido una relación seria.

«Doctora Lakshmin», dijo, «no hay esperanzas para mí. Estoy condenada a estar sola para siempre».

Con una buena dosis de compasión le respondí: «¿Qué te hace creer que cuando encuentres "al elegido" cabalgarás hacia la puesta de sol y que vivirás una vida fácil, feliz para siempre?».

Era una pregunta que Jolene nunca se había planteado. Equiparaba alcanzar su objetivo —encontrar pareja y formar una familia— con la felicidad dichosa. No se paraba a pensar en *quién* era ella fuera de esos hitos, ni en el hecho de que alcanzar esos objetivos en sí no garantizaría su felicidad interior.

En nuestro trabajo juntas pasamos tiempo redirigiendo a Jolene de sentirse mal por su soltería a practicar lo que la llenaba. Empezó a comprender que no cambiaría de repente ni se «arreglaría» solo porque encontrara un novio o un marido. De hecho, el trabajo más difícil de aprender a formar una pareja adulta empezaría cuando encontrara una relación.

Muchas de nosotras pasamos el tiempo pensando: «Cuando consiga ese proyecto seré una versión nueva y mejor de mí misma», o «Cuando tenga X cantidad de dinero ahorrada mi vida será un poco más sencilla y entonces seré feliz». Por un lado la seguridad económica y la estabilidad relacional son esfuerzos reales que proporcionan ventajas sistémicas, pero no son la panacea para lo que un asesor mío llamaba «los problemas del vivir».

Curiosamente, cuando Jolene empezó a explorar sus propios intereses y pasiones se dio cuenta de que había estado buscando pareja en los lugares equivocados. A instancias de sus amigos y familiares, la emparejaban con tipos estirados, del tipo Wall Street. Pero por dentro Jolene era una persona de espíritu libre y sentido del humor simple. No se tomaba a sí misma demasiado en serio. Le encantaba hacer reír a la gente, así que empezó a ir a reuniones de comediantes por toda la ciudad y a conocer a gente que se movía en círculos creativos. Jolene acabó saliendo con un hombre que se ganaba la vida haciendo guitarras y que, además, era aspirante a cómico. Cuando estaba con él sentía que podía ser ella misma. Los aspectos exteriores de su vida eran un poco distintos de lo que ella imaginaba: casarse con un hombre que no tenía la estabilidad profesional ni el potencial de ingresos de muchos de sus amigos y colegas significaba una boda mucho más modesta y una luna de miel con tienda de campaña. Pero, por otra parte, Jolene se sentía feliz y realizada con su pareja, en lugar de limitarse a marcar casillas.

Es un riesgo vivir la vida según tus valores, porque tus decisiones pueden ponerte en desacuerdo con tus allegados, o puedes encontrarte «rezagada» en parámetros culturalmente aceptados como el dinero, el estatus o el prestigio (o, por el contrario, la abnegación y la devoción al cuidado de los demás). La cuestión es que no solo hay ocasiones en que chocan la cultura (las expectativas que nos imponen desde fuera) y tu naturaleza (tus deseos, necesidades, anhelos y preferencias innatos), sino que quizá sea aún más importante comprender que la cultura suele dar a las mujeres objetivos contradictorios que son imposibles de cumplir a un mismo tiempo. Se supone que debes cocinar una comida digna de una foto cada noche mientras cuidas de tus padres ancianos, pero también ascender a lo más alto de la escala empresarial y tener dinero para comprarte una casa para vacacionar... ¿Qué? ¿Cuándo? ¿Cómo?

En su libro *El poder de la integridad,* Martha Beck escribe sobre su propia experiencia al no reconocer estas contradicciones.[3] En relación con un momento de agobio y profunda autocrítica en su vida, Beck escribe: «Estaba intensamente confundida. No me daba cuenta de que había adquirido dos tipos de creencias culturales que se contradecían entre sí. Mi error de inocencia residía en no ver esta contradicción e intentar cumplir ambos lados de dos normas de vida mutuamente excluyentes».

¿El antídoto contra las normas de vida mutuamente excluyentes? Voltea hacia adentro en lugar de mirar hacia afuera. Utiliza los valores para comprender mejor lo que quieres y necesitas para vivir una vida plena.

El trabajo sobre los valores implica asegurarte de que tu exterior coincida con tu interior. De modo que Lucy, que adora el arte y prospera cuando tiene acceso a espacios abiertos, se sentiría miserable en su trabajo como abogada corporativa (y, aunque te eche a perder el final, lo era), y Becca, que anhela la estructura y adora la sensación de logro, se echaría a llorar como Magdalena si pasara su tiempo libre en una banda. Todas estas opciones tienen sus pros y sus contras, pero cuando tomas una decisión vital que está en consonancia con tus valores, con tu interior, entonces no te importa lo que te estás perdiendo. Solo cuando tu vida no está en consonancia con tus valores es que acabas conflictuada, miserable e incapaz de dejar de ver cinco episodios de *La ley y el orden: Unidad de Víctimas Especiales* (aunque, para ser justos, yo he pasado por eso, y ¡no hay nada mejor que ver a Mariska Hargitay atrapando al malo!).

CUÁNDO BUSCAR AYUDA PROFESIONAL

Si te cuesta conectarte con lo que hay en tu interior —tus sentimientos y tus pensamientos privados— puede que estés adoptando conductas de insensibilización. Tradicionalmente, cuando alguien siente una insensibilización crónica, los médicos se preguntan si hay algún trauma no tratado, y también si hay presencia de adicción y consumo excesivo de sustancias como el alcohol. También es importante tener en cuenta las adicciones que no alcanzan el nivel de trastorno clínico, pero que siguen impidiéndote conectarte con tus valores. Puede consistir en recurrir al alcohol o a las drogas cuando tus sentimientos son demasiado intensos, o en utilizar otras técnicas de distracción como las compras, el juego, la adicción al trabajo, la comida, el sexo, o, incluso, involucrarte de manera repetida en relaciones conflictivas. Si te preocupa una sensación de insensibilidad de la que no te puedes librar, lo mejor es que busques una evaluación con un profesional de la salud mental.

CORRE HACIA LAS DECISIONES DIFÍCILES

Hace unos seis años me enfrenté a una dura decisión profesional. En mi trabajo como médica en la Universidad George Washington había estado construyendo una carrera académica en salud mental global. Tuve la oportunidad de diseñar un pequeño proyecto de investigación en Bangalore (India), el hogar de mi familia, para estudiar a las mujeres con depresión y ansiedad. Otro proyecto significativo se centraba en la terapia testimonial para ayudar a inmigrantes supervivientes de la violencia de pareja. Trabajaba con la gran visión de tender un puente entre el mundo del que procedía mi familia e investigar intervenciones terapéuticas que pudieran afectar a las mujeres de todo el mundo.

Al mismo tiempo, liberada por el trabajo que había realizado con mi propia terapeuta y al sanar de mi estancia en la secta, empecé a escribir para pequeños sitios web y blogs acerca de la tiranía del autocuidado, la naturaleza problemática del *wellness* y las limitaciones a las que se enfrentaban las mujeres en el mundo. Abrí una cuenta de Instagram en la que compartí algunas de mis luchas personales y ofrecía educación sobre salud mental a mi público, formado principalmente por mujeres estadounidenses. Mis ideas repercutían entre un público amplio y me llenaba hablar con mujeres que compartían experiencias vitales similares a las mías y a las de mis pacientes.

Sentía que me jalaban en dos direcciones distintas, ambas atractivas para mí y en ambas tenía las credenciales profesionales para destacar. Pero la realidad era que me hubiera resultado muy difícil convertirme en una investigadora, académica de la salud mental global financiada por subvenciones, y centrarme en la escritura más dirigida al público general.

Durante esta época de mi vida dediqué mucha energía a aclarar mis valores. Como a la mayoría de la gente, admito que me encantan los elogios y que me digan que estoy haciendo un gran trabajo. Pero, desde el punto de vista de la personalidad, cuando examiné mis valores a conciencia, lo que salió a la superficie fue la creatividad y la conexión. Aplacé mi decisión durante un par de años, y durante ese tiempo vi cómo me extenuaba por intentar seguir dos trayectorias profesionales a un mismo tiempo. Curiosamente el agotamiento sirvió como fuerza clarificadora, en el sentido de que escribir para un público general me resultaba mucho más fácil que el trabajo de investigación. Las respuestas que recibía por correo electrónico cuando las mujeres leían mi trabajo me llenaban de energía. Conectar con un público similar al de mis pacientes (y al mío) en las redes sociales fue algo que disfruté y que surgió de forma natural. Aunque me gustaba la investigación relacionada con la salud mundial porque era curiosa por naturaleza, cuando consideré la política del mundo académico y la perspectiva de interminables solicitudes de subvenciones quise salir corriendo. Además, me di cuenta de que, aunque las mujeres de los países de ingresos bajos y medios se enfrentan a una serie de factores estresantes diferentes, había cierta coincidencia entre lo que observaba en mis investigaciones y en las mujeres que trataba en Washington, D. C. Por supuesto, una carrera como autora o empresaria tampoco iba a ser un paseo, pero ser mi propia jefa me convenía de un modo que nunca me iba a convenir una carrera como investigadora académica. Tuve suerte: como profesional de la salud podía recortarme el sueldo para seguir el camino que había elegido, y tenía una pareja con seguro médico, lo que me ayudó a seguir con mi terapia.

Al cabo de un par de años empecé a escribir para *The New York Times* y tuve la oportunidad de entrevistar a una de las investigadoras más destacadas de mi campo. Estaba temblando de nervios cuando hablé por teléfono con ella, y estoy segura de que dije algo totalmente estúpido al iniciar la conversación. Quedé impactada cuando me dijo: «Pooja, muchas gracias por lo que estás haciendo por nuestro campo. Tus escritos están llamando la atención sobre la salud mental de las mujeres de una forma muy necesaria». Aquí estaba la experta de las expertas en mi campo, quien representaba el pináculo del camino no recorrido, diciéndome que mi camino único *también* era valioso. Mientras que a mí siempre me enseñaron a poner ciertas trayectorias vitales en un pedestal —la investigación, la medicina académica—, ella me recordó que las cosas buenas ocurren cuando todos adoptamos nuestros valores y fortalezas únicas, en lugar de intentar guiarnos por una misma mentalidad estereotipada.

Imagino que puedes recordar momentos de tu vida en los que se produjo una bifurcación en el camino y tuviste que priorizar lo que realmente te importaba. Puede que fuera en la preparatoria cuando tuviste que decidir si dedicarte a los deportes o a la música, o puede que de adulta tuvieras que elegir entre ser madre que se queda en casa o seguir trabajando.

Ten en cuenta estas dos verdades:

- Cuando te encuentras en una bifurcación, debes elegir un camino. Si intentas perseguir demasiadas cosas al mismo tiempo te agotarás y ninguno de los dos caminos te llenará.

- Tu guía para tomar estas difíciles decisiones debe ser interna —tus valores—, no externa.

PARA PRACTICAR: LO QUE SÉ QUE ES VERDAD PARA MÍ

Responde a estas preguntas con el primer pensamiento que te venga a la mente (¡sin trampas!) y guárdalo en la aplicación de notas de tu teléfono.

Truco rápido: si te resulta imposible llenar esta lista por ti misma puedes recurrir a un apoderado para que responda a las preguntas; alguien que te conozca muy bien y sea capaz de ponerse al servicio de tu objetivo de practicar un autocuidado del bueno. En otras palabras, no elijas a tu amigo del trabajo que es demasiado crítico.

1. Soy más feliz cuando ______________________________
   ______________________________.
2. Me siento más yo misma cuando ______________________________
   ______________________________.
3. Estoy destinada al fracaso cuando ______________________________
   ______________________________.
4. Sé que no puedo hacer ______________________________
   y ser ______________________________.

Ahora, lee tus frases y comprueba qué valores coinciden con tus respuestas. Algunas pueden ser contradictorias, y no pasa nada. Las personas somos complicadas, y dos cosas en apariencia opuestas pueden ser verdaderas. Cuando te enfrentes a una decisión difícil vuelve a esta lista como recordatorio de lo que sabes que es verdad para ti.

LA RELACIÓN ENTRE LA ANSIEDAD Y VIVIR SEGÚN TUS VALORES

Si dejas de orientarte a las metas y adoptas tus valores, ¿serás menos productiva y conseguirás menos cosas? La respuesta verdadera, pero aterradora, es sí: serás menos productiva, y eso es bueno. Si te has pasado la vida orientada a los objetivos o pensando en el rendimiento es muy probable que hayas vivido con un poco de ansiedad sana. La ansiedad no es algo malo, es lo que nos hace levantarnos a tiempo y que nos obliga a cumplir los plazos. Sin embargo, un factor diferenciador clave entre las personas que practican un autocuidado del bueno y las que no lo hacen es desarrollar la capacidad de establecer prioridades y tomar decisiones significativas sobre cómo emplear su tiempo. Cuando tu ansiedad está en el asiento del conductor, todo te parece muy importante y enfrentarte a decisiones trascendentales puede sentirse como un fracaso.

De manera paradójica, cuando empiezas a cambiar tu toma de decisiones para alinearte con tus valores es posible que te vuelvas menos productiva y que ya no seas capaz de satisfacer las necesidades de los que te rodean con la misma puntualidad o preocupación. Esto puede causarte *más* ansiedad al principio. Sin embargo, a largo plazo, harás menos de las cosas que más les importan a los demás (o a la sociedad) y más de aquellas que tienen mayor importancia para ti.

DIGIERE LO QUE TIENES DELANTE

Cuando estás demasiado centrada en las metas, pasas demasiado tiempo en la parte de resolución de problemas de tu cerebro, y te pierdes las buenas sensaciones que surgen cuando alcanzas tus objetivos. En otras palabras, puedes correr el riesgo de insensibilizarte o sentirte entumida ante las cosas buenas de tu vida. Así pues, se deduce que parte de eliminar la adicción a los objetivos y conectarte con los valores consiste *en sentir e internalizar* tus logros. La práctica de la gratitud ayuda en este proceso. Pienso en la gratitud no como un recuento de tus bendiciones, sino como una forma de digestión, una idea derivada de las enseñanzas budistas.

Jack Kornfield, maestro budista occidental y autor, dijo: «Podemos perdernos en un estado de conciencia menor —lo que en psicología budista se denomina el "cuerpo del miedo", que nos produce sufrimiento a nosotros y a los demás— o podemos aportar la cualidad del amor y el aprecio, que yo llamo gratitud, a nuestra vida».[4] Cuando prestamos atención a los frutos de lo que ya tenemos en nuestra vida, sea que se trate de pequeños placeres como nuestra taza de café matutina o de grandes logros como un ascenso laboral o una familia sana, nos comprometemos activamente con lo que es real y verdadero en nuestro mundo. Y la realidad es que, para todos nosotros, hay cosas buenas además de malas, por muy agotados o extenuados que nos sintamos en ese momento. El propósito de la gratitud en este contexto no implica positividad tóxica ni autoengaño. Más bien la gratitud es una práctica para sintonizar tu atención con lo que tienes, para que puedas apreciar las cosas buenas que te llegarán en el futuro. Cuando careces de esta habilidad, siempre estarás centrada en las cosas malas, e incluso cuando el próximo regalo llegue a tu puerta, te preocupará que esté envuelto en el papel equivocado.

Todos tenemos un cierto nivel en el que no podemos absorber más cosas buenas. Cuando ocurren cosas buenas en tu vida hay una forma de que te vuelvas insensible a ellas. Trabajas como animal de carga para comprar la casa de tus sueños. Y después de vivir en ella unos meses se convierte en rutina. Estás listo para algo más grande y mejor. ¿Por qué ocurre esto? En parte porque nos habituamos, pero también porque no dedicamos suficiente tiempo a *digerir* lo bueno con regularidad. Nos creemos la ilusión de que lo siguiente que está a la vuelta de la esquina va a arreglar todos nuestros problemas o a acabar con nuestras inseguridades.

Cuando no digieres, te llenas, te hinchas y te pones de mal humor. No puedes asimilar más. Seguirás acumulando más experiencias o cosas, pero nunca te sentirás nutrida por ellas.

Una paciente mía que estaba en plena generación sándwich (es decir, cuidando de sus hijos adolescentes al tiempo que atendía a sus padres enfermos) experimentó lo que sentía fijarse en lo bueno de su vida y apreciarlo. Se había sentido cada vez más abrumada por el flujo constante de actividades, citas médicas y obligaciones que se le exigían, y tenía muy poca conexión con los buenos sentimientos relacionados con su familia. Entonces, una noche, sus padres y sus hijos estaban todos alrededor de la mesa de la cocina, jugando a un juego de mesa, burlándose unos de otros y simplemente pasándosela en grande. En nuestra sesión mi paciente me habló de lo gratificante que fue observar esta profunda conexión entre las generaciones de su familia, y saber que el tiempo que había dedicado a reunirlos a todos había hecho posible este vínculo. Internalizó lo bueno y se sintió satisfecha.

Solo cuando reconoces la riqueza que tienes en la vida de manera plena es que puedes estar preparada para más. Y ocurre algo curioso cuando empiezas a apreciar y a digerir todo lo bueno: dejas de preocuparte tanto por conseguir lo siguiente. Te das cuenta de que lo que tienes ahora es tan bueno como lo que podrías tener en el futuro.

PARA PRACTICAR: PERMÍTETE TENER LO BUENO

Puede resultar difícil reconocer las cosas buenas en el momento y digerirlas en tiempo real. Es más fácil elegir los recuerdos del pasado: en retrospectiva, todo es claridad. En esta práctica desarrollarás tus habilidades de digestión reflexionando sobre las cosas buenas del pasado y los valores que las acompañan, y luego las conectarás con lo que es bueno en tu vida ahora mismo.

1. Nombra algunas experiencias cumbre o momentos importantes de tu vida en los últimos años. Intenta

identificar una mezcla de grandes cosas, como encontrar a tu pareja o empezar el trabajo de tus sueños, y también momentos más sutiles, como aquella vez que leíste tu libro favorito de una sentada, acurrucada en la entrada de tu casa.

2. Ahora, con la visión y la perspectiva que tienes hoy, imagina que estás teniendo una conversación contigo misma mientras vivías esos momentos cumbre. ¿Qué desearías haber sabido? ¿A qué quieres aferrarte de los momentos mágicos de tu vida? ¿Qué sabiduría te gustaría impartir a esa versión de ti misma sobre lo que era más importante de esos momentos cumbre?
3. Da un paso más allá y aplica el lenguaje de los valores: ¿hay algún valor de los que vivías en aquel momento que nombrarías ahora? ¿Qué era lo más importante para ti en aquellos momentos que no podías ver en ese entonces, pero que ahora puedes ver con absoluta claridad? ¿Puedes identificar un valor asociado?

Todos tenemos esas experiencias cumbre, pero rara vez nos sentamos a reflexionar sobre por qué se sintieron bien. Si nos tomamos el tiempo necesario para nombrar nuestros valores de forma explícita podremos utilizarlos para tomar decisiones en el futuro, de modo que nos preparemos para vivir más experiencias que sean de verdad enriquecedoras.

CANALIZA LA FLEXIBILIDAD CUANDO SE ALTEREN TUS VALORES

Cuando tenía poco más de 30 años, tras salir de un divorcio, estaba convencida de que el matrimonio y los hijos no eran para mí. En nuestra segunda cita le dije a mi ahora pareja, Justin, que quería llevar una vida de vagabunda y que nunca *jamás* tendría hijos. A él le pareció bien, y vivimos una vida de libertad e independencia hasta bien entrada nuestra treintena.

Ahora, años después, aquí estamos, dueños de una casa en Austin y formando una familia. A mis treinta y pocos años los valores más prioritarios para mí eran la independencia y la libertad. Necesitaba disponer de espacio para explorarme de verdad: mi sexualidad, mi creatividad, mi comprensión del mundo. Crecí en una cultura que no dejaba espacio para que las niñas o las mujeres lo hicieran, así que encontré la manera de hacerlo (aunque al principio de forma un tanto destructiva). Con el tiempo, sin embargo, esas prioridades cambiaron.

Nuestros valores siempre están cambiando y oscilando. No es una contradicción; es parte de la naturaleza humana. Es útil recordar que en cada época de tu vida tendrás prioridades diferentes. Esto no descarta ningún conjunto de valores; es solo una señal de cambio y crecimiento.

Incluso ahora, que estoy a punto de tener un bebé, me enfrento a otra transición y alteración de valores. Debido a mis experiencias pasadas, mientras mis amigas formaban sus familias, pasé la mayor parte de mis treintas sintiéndome ambivalente respecto a la maternidad e incapaz de imaginarme en ese papel. Tampoco quería precipitar mi relación con Justin. Como resultado, una de las razones por las que he podido alcanzar el éxito profesional que he tenido hasta ahora es porque en esos años críticos mi tiempo fue solo mío. Me aterra pensar que, cuando sea madre, perderé lo que he construido. Este miedo es comprensible y normal: cada vez que cambian nuestros valores es posible que nos sintamos inseguras.

Cuando cualquiera de nosotras pasa a una nueva época de la vida podemos conservar algunos valores, aunque se manifiesten de formas especiales. Por ejemplo, mi paciente, que es diseñadora gráfica, valora la creatividad y el trabajo con los demás de manera considerable. Corporeiza ambos valores cuando está con su equipo en su empresa de diseño, y hace lo mismo los domingos por la tarde cuando trabaja en el jardín con su pareja, planeando juntos con qué plantas experimentar y dónde colocarlas, y diseñando un patio trasero que les resulte tranquilizador. Nombrar y reconocer la continuidad de sus valores le proporcionó una sensación de estabilidad.

Estas épocas de transición son periodos fructíferos cuando se trata de identificar nuestros valores. Cuando estás entre el «aquí» y el «allá» tienes la oportunidad única de imaginar qué es lo siguiente y hacer que tus valores sean aún más explícitos, y de este modo estás reclamando la propiedad de tus decisiones.

Ahora que has completado las secciones «Para practicar» de este capítulo haz un balance de tu lista de valores y añade los valores adicionales que te vengan a la mente. Ten a la mano esa lista mientras sigues leyendo para el siguiente paso en la práctica del autocuidado del bueno: la construcción de tu brújula.

TU BRÚJULA DE AUTOCUIDADO DEL BUENO

Probablemente hayas oído hablar del concepto de seguir tu norte. Los líderes suelen hablar de su norte como una declaración de visión personal, una especie de lema que te ayuda a tomar decisiones a medida que avanzas en la vida. Sin embargo, como sabemos, es habitual que nuestros valores cambien conforme atravesamos las transiciones de la vida. Algunos seguirán siendo los mismos y surgirán otros nuevos. Por tanto, en lugar de buscar tu norte, cuando se trata del verdadero cuidado de una misma quiero que construyas una brújula. Una brújula da cabida a valores y prioridades cambiantes y será tu guía para practicar el autocuidado del bueno.

Para trabajar en la siguiente sección del capítulo tendrás que reservar al menos una hora en la que puedas estar sola. Intenta despejar tu mente y encontrar un espacio en el que puedas concentrarte. El trabajo interno de conectar con tus valores y tomar decisiones basadas en ellos no siempre resulta fácil. Si tienes uno de esos días en los que necesitas tumbarte en el sofá y limitarte a ver

Netflix, no pasa nada. Descansa cuando lo necesites y vuelve a construir tu brújula cuando tengas energía para abordarlo.

La brújula del autocuidado del bueno se basa en tres preguntas: **QUÉ, CÓMO** y **POR QUÉ.**

Empezamos por identificar tu **QUÉ.** Elige un objetivo para cada área específica de tu vida: para tu carrera o educación, para tu vida familiar y solo para ti. Estos son tus **QUÉ.**

A continuación, con tu lista de valores de antes, reflexiona profundamente sobre **CÓMO** quieres conseguir esos objetivos. Recuerda el ejercicio de la fiesta de cumpleaños: hay muchas formas distintas de lograr tus objetivos, y la clave aquí es tener claro cómo quieres conseguirlos, no cómo es que tu jefe quiere que los obtengas, ni cómo es que tus padres quieren que lo hagas.

Una vez que tengas claro el **CÓMO**, piensa en el **POR QUÉ.** Tu **POR QUÉ** es tu manifiesto personal y habla de la cruda verdad de lo que te alimenta y te nutre a ti y solo a ti.

Para que te hagas una idea del aspecto que tiene, aquí tienes mi versión que utilicé cuando empecé a escribir este libro y cuando inicié mi viaje de FIV:

> **QUÉ:** *(mi meta)* escribir un libro sobre cómo hemos entendido mal el autocuidado y qué deberíamos hacer en su lugar.
>
> **CÓMO:** *(mis valores)* con audacia, con autenticidad, con compasión por mí misma y por mis lectores.
>
> **POR QUÉ:** *(mi manifiesto personal)* porque lo que me alimenta es la conexión, la conversación significativa y la comprensión de mi mundo interior y el de los demás.

> **QUÉ:** ampliar mi familia.
>
> **CÓMO:** con compasión por mí misma, con flexibilidad, con confianza.
>
> **POR QUÉ:** porque lo que me alimenta es arriesgarme a experimentar nuevos roles, descubrir más cosas sobre mí misma y profundizar en mi relación con Justin.

QUÉ: aprender a patinar.

CÓMO: con entusiasmo, con la mente abierta, con curiosidad.

POR QUÉ: porque lo que me alimenta es la exploración, la novedad y aprender a hacer cosas nuevas.

LA BRÚJULA DE POOJA DEL AUTOCUIDADO DEL BUENO

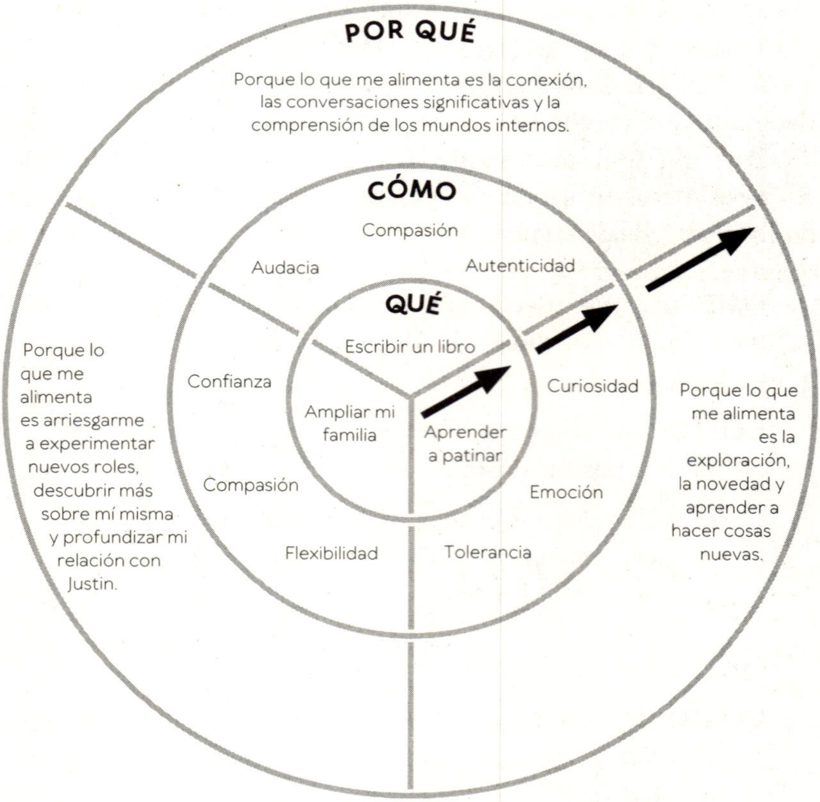

Ahora te toca a ti.

Elige un objetivo para cada área de tu vida de las que se enumeran a continuación:

- Vida familiar (padres, hijos, pareja, amistades)
- Carrera o educación
- Algo solo para ti

Después llena los **CÓMO** y los **POR QUÉ** de cada uno, utilizando como referencia la siguiente indicación:

- **CÓMO:** *tus valores (con compasión, con audacia, con ______________________________)*
- **POR QUÉ:** *tu manifiesto personal (porque lo que me alimenta es ______________________________)*

Observa que tus **QUÉ** pueden ser grandes objetivos vitales (p. ej., mi objetivo de tener un bebé) o relativamente pequeños (p. ej., mi fascinación por iniciarme en el patinaje).

Ahora, utilizando la brújula en blanco de la página 196, transfiérele el **QUÉ**, el **CÓMO** y el **POR QUÉ** que recopilaste antes. Tu brújula es una representación visual de tus objetivos, tus valores y tus manifiestos personales, todo combinado.

Verás que los objetivos están en el centro de la brújula, no en la capa exterior, porque en el autocuidado del bueno, como sabes, nuestros objetivos son secundarios. En cambio, lo que nos guía son nuestros valores.

Así, por ejemplo, cuando empecé a escribir este libro, sentí la inspiración de aprender a patinar. Acababa de mudarme a Austin y quería una nueva afición que me mantuviera activa y al aire libre. Lamento decirte que el par de patines en línea que compré hace unos seis meses sigue en el fondo de mi ropero. Pero tomé los valores y el manifiesto personal del objetivo de patinar, y apliqué los dos a mi vida en el año en que estuve escribiendo este libro y tratando de ampliar nuestra familia. Intenté no ser rígida con el proceso de escritura y edición *(tolerancia),* y me permití hacer preguntas sobre cómo se manifestaba el autocuidado del bueno en mis pacientes y en mí misma mientras pasaba por la FIV *(curiosidad).* Me recordé en repetidas ocasiones que hacer cosas nuevas —como escribir un libro por primera vez— es difícil, y que siempre ha sido algo que me alimenta *(exploración y novedad).* De este modo, puedes practicar un autocuidado del bueno incluso mientras trabajas para conseguir tus objetivos.

LA BRÚJULA DE POOJA DEL AUTOCUIDADO DEL BUENO

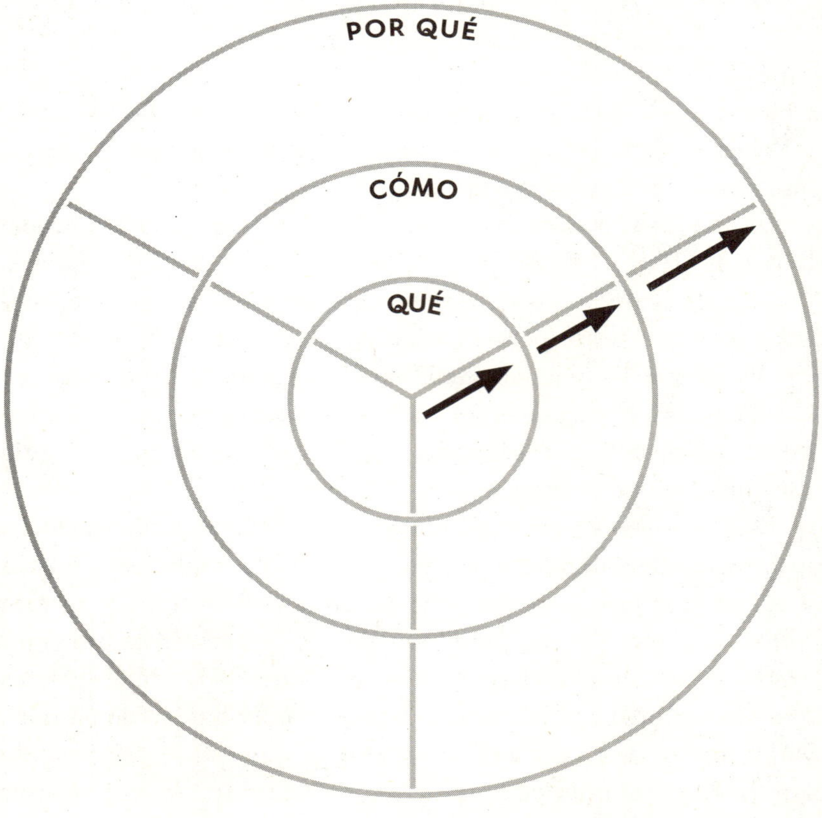

Utiliza tu brújula del autocuidado del bueno para orientar tus decisiones cotidianas sobre cómo emplear tu tiempo y tu energía, y cuando te plantees decisiones vitales más importantes. Cada que te enfrentes a una petición difícil de un amigo o familiar, recurre a tu brújula para que te recuerde cuáles son tus prioridades. Cuando planees un viaje o te plantees unas vacaciones utiliza tu brújula para orientarte sobre el tipo de viaje que vas a hacer y sobre cómo pasas tiempo con la familia (o si vas a hacerlo). También puedes consultarla cuando estés planificando decisiones vitales más importantes, como cambiar de trabajo o mudarte. Guarda versiones de ella en lugares de fácil acceso (por ejemplo, en la pantalla de inicio de tu teléfono o en una copia impresa en el refrigerador o en el espejo del baño). Quieres sentirte arraigada a esta visión.

Cuando alcances un objetivo puedes añadir otro que vaya en consonancia con esos valores y con tu manifiesto personal, o puedes reelaborar tu manifiesto para crear una dirección completamente nueva en la brújula.

Para obtener un crédito extra puedes ampliar esta lista para incluir más áreas de la vida —por ejemplo, la salud física o espiritual— o colocar las relaciones no familiares y las amistades por separado.

MANTENER EL RUMBO

Ahora que tienes tu brújula y la utilizas para guiar tus decisiones es natural que te preguntes si te está llevando en la dirección correcta en lo que respecta a tu práctica del autocuidado del bueno. Para mantener el rumbo del autocuidado del bueno también tendrás que seguir practicando los demás principios. Vigila las tres señales de advertencia (ve la página 97). De vez en cuando haz un balance de tu situación volviendo al termómetro del autocuidado del bueno de la página 106.

Y recuerda: el autocuidado del bueno no es una religión, como tampoco lo es tu brújula. Aquí te proporciono algunos puntos de referencia y estructuras, y te animo a que adaptes estas herramientas para que funcionen para ti. El autocuidado del bueno no es algo que hay que *hacer*, es una forma de *ser*.

Para ver esto en la práctica volvamos a mi paciente Rochelle, que aprendió a establecer límites con su familia, pero luego no tenía ni idea de lo que quería hacer con su nuevo tiempo adicional. En nuestro trabajo juntas identificamos un valor que era coherente en múltiples aspectos de la vida de Rochelle: la autoexpresión. Juntas hicimos una lluvia de ideas sobre cómo impulsar el valor de la autoexpresión en su vida. Recordó que de niña solía llevar un diario. Cuando se hizo mayor y la vida se volvió más ajetreada dejó de dedicarle tiempo a escribir. Así que, para cuidar de sí misma, Rochelle se reservó una hora a la semana para escribir. Al principio escribía en forma de diario y solo para ella. Con el tiempo decidió enviar ensayos breves a blogs y sitios web. No era un trabajo remunerado, sino una afición que alimentaba y nutría a Rochelle y que estaba en consonancia con uno de sus valores fundamentales. Al mismo tiempo, en su lugar de trabajo empezó a abogar más por sí misma y pidió un aumento en su revisión anual, corporeizando una vez más el valor de la autoexpresión y de defender lo que le importaba. Al identificar sus valores de forma explícita Rochelle comprendió que podía elegir cómo emplear su tiempo y su energía.

Este sentimiento de propiedad sobre tu vida es el objetivo del autocuidado del bueno, y una vez que lo tengas no querrás perderlo nunca más.

SUENA INCREÍBLE, PERO...

¿Qué hago cuando tengo la sensación de que es imposible tomar decisiones basadas en mis valores porque todos los demás en mi vida se sentirán decepcionados o incluso enojados conmigo?

Cuando se trata de valores y de practicar un autocuidado del bueno el 99% de las preguntas que me hacen se refiere (¡una vez más!) a cómo tratar a las personas decepcionantes de tu vida. Por eso, aprender a poner límites y a afrontar la culpa es el primer principio del autocuidado del bueno.

Vivimos en un sistema que nunca les ha ofrecido a las mujeres una gama completa de opciones. Nuestras estructuras sociales han construido un entorno en el que el trabajo no remunerado de la mujer es la norma. Así que, por definición, cuando empiezas a dejar de consentir sin chistar a todos los que te rodean y empiezas a tomar decisiones basadas en tus propios valores la gente va a tener algunos sentimientos. En todo caso, el enojo de la gente que te ha dado por sentada o que te ha exigido que te martirizaras por ella es una señal de que vas por buen camino. Cuando tengas la sensación de que utilizar tu brújula es imposible o de que decepcionaría a demasiada gente es una señal de que debes volver al capítulo 5 de este libro y comprometerte de nuevo con la práctica de decir que no. También es el momento de repasar la compasión por una misma (véase el capítulo 6), ya que puede darse el caso de que tu crítico interior te esté impidiendo tomar decisiones alineadas con tu brújula.

Aquí también me gusta recordar el principio de nosotros. Para las personas que realmente forman parte de tu equipo (tus hijos, tu pareja, tus amigos más íntimos), que tú estés más llena de vida y bien en términos mentales es mejor para ellos. Los que no pueden ver tu bienestar como algo positivo en sus propias vidas no forman parte de tu nosotros. Esto puede significar que tengas que distanciarte de estas relaciones para practicar un autocuidado del bueno. Tómate tu tiempo para llorar la pérdida y recuerda que aquellos que están sanos y completos te apoyarán. Si te ves incapaz de desvincularte de una relación concreta que sabes que no coincide con tu práctica de autocuidado del bueno puede ser un indicador de que ha llegado el momento de buscar ayuda profesional.

Entiendo que los valores son importantes, pero me siento muy bien cuando estoy en modo productividad y tacho objetivos de mi lista. ¿Es esto malo?

La productividad se vuelve tóxica cuando no has identificado los valores que subyacen a tus objetivos. Por eso resulta tan poderosa la brújula del autocuidado del bueno. Con esta, tus objetivos son secundarios y tus valores —tu **CÓMO** y tu **POR QUÉ**— son prioritarios. Eso no significa que no nos importen los objetivos: poder tachar tareas e hitos de una lista es valioso. Cuando alcanzas un objetivo tienes una sensación de compleción y resolución. No es malo querer y necesitar esa estabilidad; solo se convierte en un problema cuando pierdes de vista *por qué* te importa el objetivo en primer lugar.

¿Recuerdas a Anita, del capítulo 2, la propietaria de una pequeña empresa y madre de tres hijos que siempre estaba buscando la siguiente estrategia organizativa o el siguiente artilugio para ahorrar tiempo? Se centraba de forma constante en las metas y decía de dientes para afuera que su obsesión por la productividad era para encontrar tiempo para sí misma. Sin embargo, ese tiempo de descanso o de recarga nunca llegaba porque era adicta a su lista de tareas pendientes. Este es el tipo de hiperconcentración en la productividad que intentamos evitar, no la productividad en su totalidad.

TU VOCABULARIO DE VALORES

Tu referencia rápida cuando se trata de valores:

- Las metas u objetivos son cosas tangibles que hay que tachar de una lista, mientras que los valores son cualidades permanentes del ser: tu **CÓMO** y tu **POR QUÉ.**
- Cuando tomes decisiones difíciles recurre a tus valores en lugar de mirar hacia afuera a amigos, colegas o familiares en busca de respuestas.
- Sabrás que estás alineada con tus valores cuando tu exterior coincida con tu interior.
- Evitar los momentos de bifurcación puede ser el resultado de no estar conectada con tus valores.
- Digerir las cosas buenas de tu vida (pasadas y presentes) deja espacio para más cosas buenas.
- Es normal que los valores se alteren a medida que atraviesas las épocas de tu vida.

Capítulo 8

EL AUTOCUIDADO DEL BUENO ES UNA AFIRMACIÓN DE PODER

RECLAMA LO QUE TE PERTENECE Y RECONSTRUYE EL SISTEMA

A veces la gente intenta destruirte precisamente porque reconoce tu poder; no porque no lo vean, sino porque lo ven y no quieren que exista.

BELL HOOKS

Si, en palabras de Audre Lorde, el autocuidado del bueno es una lucha por la supervivencia y la autoexpresión, se deduce que necesitamos prácticas que nos ayuden a mantenernos en contacto con nuestro propio poder. Los sistemas de opresión ganan golpeándonos y despojándonos de significado y esperanza: nos convencen de que somos impotentes ante ellos. Nuestro trabajo consiste en ser inquebrantables a la hora de cambiar nuestra narrativa por una de poder. De este modo nos aferramos a nuestra autonomía y podemos implementar cambios en nuestras relaciones, lugares de trabajo y sistemas.

Por favor, no confundas esto con la *positividad tóxica*, un término que describe el encubrimiento de las dificultades y los sentimientos negativos para apresurarse a lo positivo. Aunque comentarios como «todo pasa por algo» y «al menos no fue tan terrible» suelen proceder de un lugar de buenas intenciones, no solo no ayudan a admitir la realidad de la pérdida, el trauma y las luchas muy reales de cualquiera que no ocupe una posición privilegiada en nuestra sociedad, sino que también la descartan. La positividad tóxica es el impulso abrumador de desechar la lucha, el dolor y las pérdidas que tú u otros han experimentado, y envolverlos en un paquete ordenado de «aprendí mucho» o «ahora ya me la sé». El uso de la positividad tóxica es otro ejemplo de nuestra incomodidad con los matices y de querer seguir adelante en lugar de reflexionar y experimentar nuestros sentimientos.

No solo está bien sentirse mal, sino que también es *útil.* Para sentir las cosas buenas de la vida también tenemos que ser capaces de sentir las malas. No puedes tener una cosa sin la otra, de lo contrario corres el riesgo de volverte insensible y apática. Esto se debe a que las mismas partes de nuestro cerebro que nos permiten experimentar los sentimientos buenos —como la emoción, la alegría y la felicidad— también nos permiten experimentar los malos, como el enojo y la pena. Cuando reprimes tus sentimientos negativos sin querer estás reprimiendo también tu capacidad de experimentar sentimientos positivos.

Aquí puede ser útil comprender la distinción entre optimismo y esperanza. Resulta que la forma habitual en que pensamos sobre la esperanza es errónea: no es sinónimo de optimismo, sino una habilidad totalmente distinta. El científico social Arthur C. Brooks escribe que la esperanza significa «creer que puedes mejorar las cosas sin distorsionar la realidad».[1] Los investigadores han descubierto que, mientras que el optimismo es la sensación de que todo irá bien, las personas esperanzadas entienden que las cosas pueden no ir bien, pero que tienen la capacidad para mejorarlas un poco para sí mismas o para los demás.[2] Este tipo de personas no pretenden que no ocurran cosas malas, sino que entienden que para avanzar debemos integrar lo bueno y lo malo.

CÓMO LAS ELECCIONES PERSONALES CONDUCEN AL CAMBIO SISTÉMICO

Cuando escribí mi artículo para la serie «El grito primario» de *The New York Times* sobre cómo lo que estaban experimentando las mujeres era *traición,* no agotamiento, una lectora comentó: «El problema parece ser que tener paz interior y crear un cambio social están un poco en conflicto». Tiene sentido que la gente tenga esta perspectiva, y yo también la tenía. Si la razón por la que las mujeres están tan desesperadas por encontrar soluciones de bienestar es estructural y sistémica, es razonable preguntarse: ¿cuál es la relación entre el cambio personal y el cambio social?

Un sistema solo cambia cuando una masa crítica de personas individuales se muestra de manera diferente; en otras palabras, *los cambios internos e individuales que llevan a cabo muchas personas son un requisito previo para el cambio sistémico.* Ambos, el individual y el sistémico, deben producirse juntos, pero la buena noticia es que pueden formar una espiral de retroalimentación positiva por el que los cambios individuales inspiren y den permiso a más mujeres para que realicen sus propios cambios internos, lo que a su vez presiona al sistema para que se reorganice. De este modo, incluso las marginadas de entre nosotras pueden, a pequeña escala, luchar contra el sistema que nos ha oprimido.

Tomemos como ejemplo a Mikaleh, del capítulo 3, cuya decisión personal de pedir un permiso y de cuidar de su salud mental condujo a cambios organizativos en su lugar de trabajo. Para dar este paso Mikaleh tuvo que hacer el trabajo del autocuidado del bueno: *1)* reconocer que dependía de ella establecer un límite y conciliar la dialéctica: podía ser una empleada firme y necesitar un permiso por su salud, podía querer a su padre y pedir a sus hermanos que colaboraran; *2)* suavizar la narrativa interna de que era débil y que estaba fracasando, así como hacer frente a sus preocupaciones por las represalias, en concreto, en torno a su identidad como mujer negra en su lugar de trabajo; *3)* identificar sus valores, lo que incluía cuidar de su salud mental; y *4)* ejercer su poder, lo que significaba ejercer los derechos que su empleador le otorgó.

También hemos visto que esto ocurre en el escenario nacional. En el breve lapso de tres meses, en 2021, dos de las mejores atletas del mundo nos sorprendieron haciendo algo extraordinario. Tanto Naomi Osaka, la deportista mejor pagada del planeta, como Simone Biles, gimnasta de élite y ganadora de una medalla de oro, renunciaron a participar. Osaka alegó problemas de salud mental durante el Abierto de Francia y decidió no competir, y Biles se retiró de la competición por equipos en los Juegos Olímpicos de Tokio tras experimentar los *twisties*, un bloqueo mental que impide que los gimnastas olímpicos se orienten mientras se encuentran en el aire.

Se trataba de dos jóvenes negras, poderosas líderes en lo más alto de su carrera, que tuvieron el poder y la claridad mental para ponerse a sí mismas en primer lugar, a pesar de la fanfarria, la presión y la posibilidad de conseguir más dinero y éxito. Tanto Osaka como Biles pagaron un precio por hacer una elección difícil: hubo muchos que criticaron con fuerza la decisión de dar prioridad a la salud mental. Sin embargo, muchos otros las alabaron como campeonas del autocuidado. Cuidarse de verdad y decir no ante lo mucho que está en juego siempre tiene un precio, pero ese precio es menor que el que habrían pagado si hubieran seguido adelante y se hubieran martirizado.

También quiero llamar la atención sobre lo que debatimos en el capítulo 1. La historia del autocuidado en la opinión pública comenzó con algunas de las personas más marginadas de nuestra sociedad: las mujeres negras en la década de 1960. A menudo son los más vulnerables los que soportan la carga de hacer que se produzca un cambio, porque, como hemos dicho antes, rara vez viene de arriba abajo. Así pues, no debemos pasar por alto que son las mujeres negras las que nos demuestran que el autocuidado no solo es posible, sino necesario. En especial para las personas marginadas en Estados Unidos el autocuidado del bueno es un acto radical y crucial para recuperar el poder frente a los sistemas opresivos.

No puedo afirmar que conozca los procesos internos de ninguna de estas atletas, pero como espectadora, me parece que se asemejan bastante al autocuidado del bueno. Osaka y Biles ofrecen poderosos ejemplos de cómo el cambio personal, la visión diferente de una misma y la acción pública modifican la estructura de poder de un sistema. Por ejemplo, a los deportes profesionales aún les queda mucho camino por recorrer para aceptar la importancia de la salud mental de los atletas, pero ahora forma parte de la conversación nacional. Después de que Biles tomara su decisión, una paciente me contó que, al hablar con sus amigos sobre lo impresionada que estaba por la elección de Biles, les reveló su propia lucha contra la depresión. Esta conversación llevó a que una amiga de su círculo le pidiera que le recomendara un terapeuta. Esto es *poder*. Cuando una persona dentro de un sistema da un paso atrás e interactúa con un sistema arcaico de un modo diferente está sirviendo de pararrayos. En ese acto da permiso a todos los demás dentro de ese sistema para cuestionar cómo funciona y si ese modo de operar les beneficia en términos reales.

No cabe duda de que el sistema en el que todos vivimos hace de lo más difícil tomar estas decisiones al servicio del autocuidado del bueno. En las páginas siguientes voy a guiarte a través de técnicas psicológicas que te ayudarán a mantenerte en contacto con tu poder y a conservar la esperanza ante la adversidad. Estas herramientas están diseñadas para ayudarte a no perder de vista el hecho de que el autocuidado del bueno es una lucha contra nuestras estructuras sociales. Te ayudarán a recordar tu autonomía en los momentos en que te sientas abatida o como si fuera imposible ejercer tus elecciones.

ABRAZA EL «AMBOS, Y»

En el oscuro periodo posterior a mi salida de la secta, cuando me enfrentaba a la aterradora perspectiva de volver al mundo de la medicina, acudí a un mentor psicoanalista en busca de consejo y consuelo. Una de las primeras preguntas que le hice fue qué decía de mí que yo hubiera estado en el grupo. Recuerdo que le dije: «¿Soy la perdedora que abandonó la residencia por cobarde, cayó en una estafa y arruinó su vida? ¿O soy la mujer valiente y con visión de futuro que encontró algo singular y tuvo el valor suficiente para seguir sus instintos?». Él, al ser psicoanalista, respondió a mi pregunta con una pregunta: «¿Es el caballo de un tablero de ajedrez un objeto de madera pequeño y sin vida, o es un jugador poderoso que puede cambiar el rumbo de la partida?». La respuesta por supuesto es: *ambas cosas.*

Tras aquella conversación me llevó muchos años de psicoanálisis con mi propio terapeuta interiorizar esta paradoja en su totalidad. En mi caso, la pregunta que me persiguió durante mucho tiempo fue sobre todo: «¿Soy una *buena* o una *mala* persona?». Por un lado no había hecho nada malo a sabiendas, pero al involucrarme con este grupo de manera pública les di legitimidad. Por ello sentí vergüenza y culpa. Por otro lado en aquella época de mi vida creía en la práctica que enseñaba este grupo: la meditación orgásmica. Fue profundamente sanadora para mí, en la relación que tenía con mi cuerpo, en la comprensión de mí misma y en mi relación con el trauma que había sufrido mientras trabajaba en el sistema médico. Durante el tiempo que pasé allí conocí a unos neurocientíficos pioneros del laboratorio del orgasmo de Rutgers, que me acogieron bajo su tutela. Pasé dos años aprendiendo lo que ocurre en el cerebro de las mujeres durante el orgasmo. Ahora, parte de mi práctica clínica consiste en atender a mujeres que sufren dolor genito-pélvico y problemas de salud sexual.

Cuando abandoné la secta estaba deprimida, al borde del suicidio y asustada. Corrí de vuelta al sistema que conocía: la medicina y la academia. Me resultaba familiar y necesitaba refugio. Pero las lecciones que aprendí al salir de la secta se quedaron conmigo. Además, gracias a mi experiencia con el *wellness* extremo, desarrollé una comprensión de cómo puede terminar mal y de lo que podemos hacer para cuidarnos de forma sana, segura y autónoma.

La medicina académica es un sistema propio de alta exigencia, con un riguroso conjunto de normas y expectativas. Esta vez, al volver a mi formación médica, pude aferrarme a mí misma, establecer límites y practicar un autocuidado del bueno al tiempo que mantenía una perspectiva crítica sobre la medicina y la psiquiatría. Sabía que las soluciones que me daban los demás nunca me servirían. Tuve que tomar decisiones difíciles. Tuve que darme prioridad a mí misma. Durante varios años mi terapeuta me ayudó a reconocer esta paradoja y a aceptar mi pasado con cuidado. ¿Estaría aquí ahora, con la voz que tengo y la creencia y confianza en mi propia misión, si abandonar la secta no formara parte de mi historia? No estoy segura, pero lo que sí sé es que, al igual que todos nosotros, contengo partes buenas y malas.

De lo que hablo aquí es de la dialéctica, que quizá recuerdes de la parte I. El pensamiento dialéctico se refiere a la capacidad de conciliar puntos de vista en apariencia opuestos. En nuestra sociedad polarizada cada vez es más difícil conseguirlo, y por eso es tan poderoso. La terapia dialéctico-conductual, de la que hablamos en el capítulo 3, se basa en la noción de que el cambio se produce cuando hay una resolución entre extremos opuestos o ideas en conflicto. Dicho de otro modo: «ambos, y».

El poder de la dialéctica es fundamental cuando se trata del autocuidado del bueno. Es posible avanzar hacia la paz interior con tus decisiones y crear un cambio social: ambas cosas no están reñidas. Por ejemplo, hablemos de mi paciente Sonia, que se sentía culpable y avergonzada por enviar a sus hijos con la niñera los fines de semana para poder ponerse al día en el trabajo. Tuvo que hacer las paces con su afirmación de poder individual dentro de su familia. No se produjeron grandes cambios en el entorno, pero al final el que Sonia adoptara el autocuidado del bueno hizo que su marido pidiera el permiso de paternidad en su pequeña empresa. La empresa acabó por establecer una política de permiso de paternidad para atraer y retener a los mejores talentos del gremio.

La paz interior y el cambio social no se producen sin conflicto interior. Somos la figurita de madera del tablero de ajedrez y poderosos jugadores con la capacidad para cambiar la partida.

PARA PRACTICAR: IMAGINA TU TABLERO DE AJEDREZ

Piensa en las voces que identificaste en el capítulo 6, cuando aprendíamos la habilidad de sentir compasión por ti: tu optimista, tu mujer sabia, etcétera. Ahora piensa en una situación en la que la metáfora del caballo en el tablero de ajedrez se aplique a tu vida, tal vez un momento en el que te sentiste impotente ante circunstancias que estaban fuera de tu control.

1. ¿Cómo narraría la historia tu mujer optimista? ¿Tu mujer sabia? ¿Tu mujer extravagante?
2. ¿Hay algunas verdades universales que te llamen la atención en cada una de estas narraciones y que se apliquen sin que importe la voz que cuente la historia?
3. Imagina estas voces diferentes interactuando entre sí. ¿Hay ideas sobre tu personaje o personalidad que destaquen en cada una de estas versiones? Es posible que algunas de estas ideas sean válidas para todos los relatos, mientras que otras puedan ser contradictorias. No hay problema.

Cuando nos miramos a nosotras mismas y a nuestras situaciones desde la lente de «ambos, y» nos damos el beneficio de la perspectiva. Reconocemos que rara vez hay una sola historia, y somos capaces de ver que más de una verdad puede ser posible al mismo tiempo.

AUMENTA TU COMPLEJIDAD

Resulta lógico que después de centrarnos en la dialéctica, el camino para recordar tu poder sea *aumentar* la complejidad de tu historia, no reducirla. Nuestra cultura tiende a aplanar la existencia de las mujeres y a considerar la complejidad y la contradicción como amenazas. En lugar de vernos a nosotras mismas y a nuestros papeles como unidimensionales, podemos empoderarnos al reflexionar sobre las historias alternativas y al aceptarlas.

Hace varios años, junto con una colega, inicié un proyecto con inmigrantes supervivientes de la violencia de pareja.[3] Utilizamos una técnica llamada terapia testimonial en la que las supervivientes se reunían y compartían sus relatos de supervivencia y fortaleza. Estas mujeres habían pasado por circunstancias horribles, no solo al buscar refugio en Estados Unidos, sino también debido a la violencia en su vida personal. En este proceso de compartir lo bueno y lo malo, las mujeres dejaron de sentirse definidas únicamente por sus experiencias traumáticas. Una superviviente dijo que de las cenizas de su relación anterior rescató el hecho de que «fui capaz de seguir adelante, sola. Me hizo falta mucha fuerza, pero fui capaz de hacerlo». Esta superviviente narró su historia como un viaje para desvelar la verdad sobre un hombre que la había traicionado. Su testimonio se caracterizaba por el crecimiento: empezó siendo una joven ingenua y, al final, describió un sentimiento de autosuficiencia y fortaleza. No se trata de que yo agite una varita mágica y diga que el trauma que sufrieron estas supervivientes era merecido o necesario. El trauma nunca es merecido ni necesario. En cambio, la terapia testimonial es una modalidad que se centra en seguir adelante y encontrar fuentes de significado y esperanza ante las dificultades.

Tu brújula del autocuidado del bueno puede ayudarte con esto, ya que puedes aplicar tu manifiesto personal a diversos aspectos de tu vida —tus relaciones, trabajo y comunidad— e incluir tus valores de formas inesperadas. Por ejemplo, una amiga mía que trabaja como científica y que valora bastante la aventura pasó un año sabático reciente viajando por todo el mundo. Por lo general los científicos utilizan sus años sabáticos para escribir libros o ponerse al día en sus proyectos de investigación; se supone que es un tiempo de trabajo concentrado para publicar artículos revisados por colegas o para ganar adeptos en la carrera por la titularidad. Pero mi amiga había pasado los últimos años sintiéndose agotada, enfrentándose a una serie de rechazos e incluso considerando la posibilidad de abandonar la academia. Se veía a sí misma en el punto más bajo de su carrera. Así que, desesperada, se arriesgó y siguió un camino distinto: visitó cuatro países durante siete meses y se llevó a su familia consigo. Volvió de su sabático renovada y llena de energía. Al final no cumplió las expectativas de productividad académica de su jefe de departamento. Podría considerarse un fracaso. O se podría decir que, gracias al tiempo que pasó viviendo una vida acorde con sus valores, se sintió menos indecisa a la hora de dejar el mundo académico de forma definitiva para aceptar un trabajo en el sector privado (donde tenía más tiempo libre para viajar y explorar).

Sospecho que si estás leyendo este libro, habrás tenido algunos fracasos y pérdidas, algunos recuerdos en tu pasado o incluso situaciones en tu presente que te hacen estremecerte cuando piensas en ellas. Puede ser tentador hacer de esas experiencias toda nuestra historia, y los medios de comunicación social, incluso nuestras familias y amigos, pueden hacer uso de esas dificultades o traumas para definirnos. Sin embargo, si el autocuidado del bueno consiste en la supervivencia y la autoexpresión, se deduce que podemos encontrar poder en la reformulación de nuestras narrativas. Por ejemplo, hace poco leí un titular que decía: «Madres agotadas se reúnen en un campo para gritar», y pensé, ¿el titular verdadero no debería ser: «La nación abandona a las madres y ellas se hartan»? Cuando consideramos los titulares alternativos y aceptamos la complejidad de nuestras historias es más probable que nos sintamos empoderadas.

PARA PRACTICAR: APRÓPIATE DE TU TITULAR

Al considerar los titulares de nuestra vida, a menudo es más fácil empezar fuera de nosotras mismas porque es más fácil ser generosas con los demás y mucho más difícil extender esa generosidad hacia adentro. Con esta práctica el objetivo no es decirte a ti misma que todo sucede por una razón y que todo es perfecto tal como está (eso es positividad tóxica). En lugar de eso nuestra intención es aceptar los matices y ver si puedes volver la vista atrás a un momento difícil de tu vida y encontrar algunas pepitas de sabiduría o de verdad.

1. Piensa en una amiga que haya pasado por un momento duro en la vida, ya sea debido a un fracaso de su parte o en relación con circunstancias externas como una enfermedad, un divorcio o una pérdida. Describe su historia en términos de lo que perdió y del sufrimiento que experimentó.
2. Ahora, piensa cómo podrías contar esta historia de otra manera. ¿Y si en lugar de empezar por el punto más bajo eligieras un sitio de partida diferente? ¿Qué otras narrativas son posibles con esta historia? ¿Qué puntos fuertes ocultos hay en el punto más bajo de la vida de tu amiga? ¿Notaste algún cambio positivo que surgiera como resultado de este duro trance? ¿Qué significado surgió del punto más bajo de su vida?
3. Identifica un momento bajo o difícil en tu propia vida y comprueba si puedes aplicar el mismo matiz y generosidad contigo misma. ¿Encontraste significado en lugares inesperados? ¿Cómo es que tu experiencia moldeó a la persona en la que te has convertido hoy?

Resistirnos al aplanamiento de nuestras historias nos ayuda a mantener nuestra autonomía y poder. Es una forma de oponernos a las expectativas de nuestra sociedad de que las mujeres se ajusten a un estereotipo o relato. Anota tus respuestas a este ejercicio y guárdalas en un lugar de confianza para poder leerlas cuando te sientas decaída o atascada.

CAMBIA ESCEPTICISMO POR AUTONOMÍA

Puede que estés pensando: «Todo esto es estupendo para las personas que ya tienen cierto poder, como una autora o una figura pública, pero ¿qué pasa con el resto de nosotras?». Permíteme asegurarte que veo muchos ejemplos tangibles de autocuidado del bueno en mi práctica clínica al trabajar con pacientes que se enfrentan a las luchas de su vida diaria y a decisiones que las desafían hasta lo más profundo.

Por ejemplo, hablemos de mi paciente Lena, que trabajaba como productora de video para una cadena de televisión local. Lena disfrutaba su trabajo, pero estaba de lo más mal pagada y poco apoyada. En gran medida, la cadena de televisión en la que trabajaba ignoraba las quejas de los empleados porque habían ganado una serie de prestigiosos premios del sector. Lena se sentía con las manos atadas: si hablaba de la falta de apoyo que sufría, el canal podía despedirla con facilidad para encontrar a otro productor que estuviera ansioso por siquiera entrar a la empresa. En una sesión dijo: «¿Qué sentido tiene hablar de mis terribles condiciones de trabajo? Nada va a cambiar. No tengo poder allí». Lena pensaba que, dijera lo que dijera, las cosas seguirían igual y, por tanto, no valía la pena armar un escándalo.

Juntas trabajamos en el proceso del autocuidado del bueno, y Lena se arriesgó a establecer algunos límites en su trabajo, como dejar de trabajar toda la noche y tomar días de baja por enfermedad cuando los necesitaba. Suavizó su diálogo interno, se dio permiso para sentir compasión por sí misma y aclaró sus valores. Lena era una persona creativa y le entusiasmaba la programación de justicia social que producía su cadena. No quería dejar su trabajo, pero tampoco estaba en consonancia con sus valores que siguiera recibiendo la peor parte. Así que empezó a hacer preguntas: ¿qué haría falta para que su jefe contratara a un ayudante para ella y por qué su salario estaba tan por debajo de la media del mercado a pesar de su experiencia y conocimientos? Tras un año de lucha Lena consiguió un ayudante. Quizá lo más importante es que las jóvenes de la cadena televisiva vieron en Lena a una aliada y empezaron a pedirle consejo para sus propias carreras. Al final su defensa de sí misma hizo que se establecieran nuevas políticas para que se reembolsaran los gastos de manera puntual a los productores y para que se contratara a varios asistentes nuevos para otras personas del mismo nivel que Lena. Lena sigue negociando un aumento de sueldo para sí misma y abogando por una reestructuración de su departamento que sea más equitativa para los miembros más jóvenes, pero estas primeras victorias le ayudaron a recordar su autonomía en lo que seguramente será una larga batalla.

Practicar el autocuidado del bueno requiere que recuperes la titularidad de ti misma de las manos del sistema que te ha oprimido; sea tu familia, tu lugar de trabajo, la sociedad en general o todas las anteriores. Si Lena se hubiera rendido al escepticismo no se habría producido ninguno de estos cambios. A través de practicar el autocuidado del bueno pudo mejorar su propia situación y la de los que vendrían después de ella.

PARA PRACTICAR: PLANTA LAS SEMILLAS DE LA REVOLUCIÓN

El autocuidado del bueno consiste en cambiar nuestro paisaje interior para que podamos salir y ejercer nuestro poder y autonomía en el mundo exterior. Pienso en ello como plantar semillas de revolución: estamos sembrando el futuro para nosotras mismas y también para la próxima generación.

1. Haz una lista de situaciones o encuentros recientes que se destaquen como lugares en los que hayas sido testigo de injusticias o prácticas poco justas.
2. Utilizando tu brújula del autocuidado del bueno como guía reflexiona sobre en qué ámbitos de tu influencia podrías ejercer tu autonomía y poder para ti misma o en nombre de los demás. Esto podría adoptar la forma de hacer preguntas sobre sistemas opacos en tu lugar de trabajo o de iniciar una petición en tu colonia.

El proceso de cambio sistémico no se produce de la noche a la mañana. Cuando pensamos en el autocuidado del bueno como una práctica de plantar las semillas del cambio nos ayuda a recordar que este trabajo es continuo y que florece de formas inesperadas.

ESTABLECE LA ESPERANZA COMO PRÁCTICA

En la Universidad George Washington un grupo ha operativizado la práctica de la esperanza en lo que denomina Módulos de Esperanza.[4] Diseñados de inicio para apoyar a las personas que atravesaban enfermedades graves, como el cáncer o el dolor crónico, los módulos de esperanza se ampliaron para aplicarse a las personas comunes y corrientes que atraviesan factores de estrés externos muy difíciles o circunstancias vitales adversas. Tuve la suerte de recibir formación en este marco cuando era residente de psiquiatría y lo he visto funcionar con muchos pacientes. La esencia es la siguiente: para cultivar la esperanza, las personas necesitan activar uno o más de cuatro tipos diferentes de habilidades de afrontamiento.

- Resolución de problemas (es decir, pasar a una tarea o acción que te ayude a avanzar de forma tangible)
- Regulación de las emociones (es decir, reducir tu nivel de estrés o tus sentimientos de malestar en el momento)
- Activar una identidad central (es decir, conectarte con una identidad individual o colectiva)
- Afrontamiento relacional (es decir, conectarte con mentores o personas importantes en tu vida)

Por ejemplo, cuando una paciente mía que tiene una hija con complejos problemas médicos se topa con la plétora de obstáculos que le pone su seguro para conseguir atención médica utiliza estas habilidades: hace una lista de lo que necesita para conseguir cobertura; se recuerda a sí misma que este trabajo es duro y que está bien tomarse descansos; va a reuniones periódicas con el grupo de madres de su iglesia y pasa tiempo con una amiga íntima que también es madre de un niño con necesidades especiales. Estas habilidades que activan la esperanza la ayudan a sentir que tiene algo de poder.

No es ingenua respecto a su situación: es un desastre y es injusto que esta sea su lucha, pero al mismo tiempo es capaz de reconocer los momentos en que sus acciones suponen un progreso para la salud de su hija. Tiene cuidado de no asumir la carga de intentar cambiar todo el sistema, eso sería imposible, pero utiliza estas herramientas de esperanza para evitar caer en la apatía. En el equilibrio entre los dos extremos es donde nos aferramos a la esperanza, y con la esperanza viene el poder.

PARA PRACTICAR: IDENTIFICA TUS HABILIDADES PARA FOMENTAR LA ESPERANZA

Todo el mundo tiene la capacidad para practicar la esperanza, seas optimista o pesimista. Este ejercicio te ayudará a identificar qué habilidades de afrontamiento tienes ya y cuáles te resultan más naturales, para que puedas seguir apuntalándolas a medida que avanzas en tu práctica de autocuidado del bueno.

1. Piensa en una experiencia reciente de tu vida por la que te sientas mal; puede ser algo que está ocurriendo en el mundo o algo que te haya sucedido sin que tú tengas la culpa, o un acontecimiento del que te sientas avergonzada o culpable. ¿Por qué esta situación te hizo sentir tan mal? Si puedes, intenta recordar los sentimientos que experimentaste en ese momento.

2. Ahora recuerda qué acciones emprendiste inmediatamente después de que ocurriera el suceso: ¿cómo lo afrontaste en las horas, días y semanas posteriores? ¿Pasaste a la resolución de problemas y emprendiste acciones concretas, como investigar o recabar más información? ¿O acudiste de inmediato a un amigo o colega de confianza (es decir, afrontamiento relacional)? Quizá tu primer instinto fue activar tu identidad esencial y conectar con tu grupo religioso o de fe.
3. Si puedes detalla tu proceso. A menudo utilizamos una mezcla de las cuatro habilidades de afrontamiento para generar esperanza en nosotras mismas. Y aunque para cada una de nosotras habrá una o dos que nos resulten más naturales, todas estas herramientas están a tu disposición en momentos de angustia o dificultad. Si descubriste que no utilizabas ninguna de ellas reflexiona sobre si hay alguna que resuene más contigo ahora y que puedas invocar cuando sientas menos esperanza en el cambio.

Ante la letanía de limitaciones y fracasos sistémicos la práctica de la esperanza es la fuente definitiva de resistencia, porque siempre está disponible para que la practiquemos. Toma nota de qué habilidades para fomentar la esperanza te resultan más naturales, de modo que puedas ponerlas en práctica en momentos de dificultad o cuando empieces a sentir que no tienes autonomía alguna.

CUÁNDO BUSCAR AYUDA PROFESIONAL

Puede resultar difícil distinguir entre la depresión o la ansiedad clínicas y el pavor existencial generalizado que conlleva vivir bajo la opresión sistémica y el colapso de los derechos humanos básicos. También es posible experimentar ambas cosas: desesperación por un mundo en el que te sientes impotente y un trastorno mental clínico. De hecho, cuando vives fracasos sistémicos y tienes menos acceso a recursos y apoyo, es más probable que padezcas un trastorno mental. Puedes sufrir los efectos de una sociedad profundamente injusta y beneficiarte del tratamiento de un trastorno mental. Si te sientes desesperanzada de manera constante y ter sientes incapaz de disfrutar de las actividades que suelen animarte puede ser señal de que padeces un trastorno clínico como la depresión. En algunos casos la desesperanza extrema puede manifestarse con síntomas como irte a la cama por la noche y desear no despertarte por la mañana o desear tener un accidente mortal. Este tipo de pensamientos es lo que llamamos ideación suicida pasiva, y si los estás experimentando, busca atención de un profesional de la salud mental.

CADENA DE FAVORES

En otoño de 2021 estaba ocurriendo algo revolucionario. Estados Unidos estaba a punto de cumplir dos años asolado por una pandemia mundial. Y, por primera vez en décadas, el gobierno federal puso sobre la mesa un permiso retribuido para cuidadores y padres primerizos en forma de la ley Build Back Better. En la iteración inicial de esta legislación el Congreso propuso 12 semanas de permiso parental con goce de sueldo. Y luego, tan rápido como nos alegramos, el permiso retribuido fue retirado del proyecto de ley debido a la oposición de varios senadores.

Las mujeres y las madres estaban furiosas, así que salieron a la calle... en sentido literal. Miles de madres se presentaron en la escalinata del capitolio de Estados Unidos, bajo la lluvia, para exigir que se volviera a incluir el permiso retribuido en la legislación propuesta. Surgieron movimientos de base en todo el país. En las redes sociales se formó una coalición de defensores y líderes, y nos llamamos Cámara de Madres. Casi de la noche a la mañana un movimiento de diez mil mujeres se unió para tomar la iniciativa.

Gracias a la labor de nuevos defensores y de grupos que llevan décadas trabajando en este tema los legisladores volvieron a incluir el permiso retribuido en la legislación, aunque de cuatro semanas en lugar de 12. Lo que me sorprendió de este movimiento es que muchas de las mujeres que se inscribieron, hicieron donativos y se presentaron bajo la lluvia ya habían finalizado con su época reproductiva. No iban a beneficiarse en persona de una política federal de permisos, pero estaban dispuestas a donar su tiempo, energía y dinero para otras personas que sí se beneficiarían. Estaban iniciando una cadena de favores. Además, la logística en torno a este movimiento tuvo en cuenta el hecho de que las personas que tenían el privilegio de manifestarse y organizarse disponían de recursos —como guarderías o apoyo en casa— para poder subirse a un autobús e ir a Washington D. C. Los grupos organizaron campañas de donativos para pagar guarderías, de modo que las mujeres que no tenían esas opciones pudieran acudir y luchar por esta causa.

Otra expresión para referirse al colectivismo de la cadena de favores es *cuidado comunitario*. Creo que el cuidado comunitario es un subproducto del autocuidado del bueno, ya que el poder conlleva responsabilidad. Angela Garbes, autora de *Essential Labor: Mothering as Social Change* (Labores esenciales: la maternidad como cambio social), habla del hecho de que las comunidades minoritarias llevan siglos dedicándose al cuidado comunitario; es la forma de sobrevivir para la gente que no tiene acceso a los recursos sistémicos: las bibliotecas del vecindario, repartirse el cuidado de los niños, el uso compartido del coche para ir al trabajo. Angela dijo: «Una de las piezas centrales de la comunidad es descentrarte... a veces eres la persona que da y no siempre eres la persona que recibe».[5] En última instancia, el trabajo del autocuidado del bueno consiste en cambiar nuestras relaciones con nosotras mismas y, a su vez, lo que sigue naturalmente a ese cambio interno es una reorganización de los sistemas más amplios. Para que esta reorganización sea equitativa para las mujeres más desfavorecidas, las que tenemos privilegios debemos compartir el poder que construimos mediante el autocuidado del bueno. Esto puede significar renunciar a oportunidades, conveniencia o estatus para que los recursos puedan distribuirse entre las mujeres que carecen de ellos.

En mi propia vida, cuando tomé la decisión de dejar el trabajo académico de tiempo completo reconocí que tomar esa decisión conllevaba ciertos privilegios. Ahora ofrezco horas de consulta a médicos y estudiantes en prácticas que desean crear sus propias consultas, escribir artículos y libros para una comunidad no científica o explorar el espíritu empresarial. Es una pequeña forma de ayudar a la próxima generación de médicos creativos que están haciendo carrera fuera del marco tradicional.

PARA PRACTICAR: CULTIVA EL CUIDADO COMUNITARIO

Como ya sabes, el autocuidado del bueno tiene el poder de cambiar los sistemas en los que vivimos y trabajamos. Cuando pensamos en el cuidado comunitario es útil comprender las áreas de tu vida en las que has experimentado opresión y las áreas de tu vida en las que tienes privilegios. Cuando haces que esto sea explícito es más fácil iniciar una cadena de favores. Hazte las siguientes preguntas para evaluar cómo se manifiestan el privilegio y la opresión en tu propia vida.

1. ¿Qué privilegios o ventajas tengo? (por ejemplo, ¿vivo en pareja o estoy casada?, ¿soy ciudadana estadounidense?, ¿soy cisgénero?, ¿tengo la piel clara?)
2. ¿Qué factores me ponen en riesgo de opresión? (p. ej., ¿falta de recursos económicos?, ¿madre soltera?, ¿discapacitada?, ¿pertenencia a un grupo de identidad históricamente marginado u oprimido?)
3. ¿Qué es fácil y sencillo para mí que es más difícil para otras personas?
4. ¿De qué modo puedo ser generosa en mi vida personal?
5. ¿Cómo puedo ser generosa en mi vida profesional?

Reflexionar sobre estas preguntas no pretende inducir a la culpa o la vergüenza. En lugar de ello te propongo con amabilidad que dediques tiempo a reflexionar sobre las áreas de tu vida en las que puedes permitirte ser generosa. Ten presente que el cuidado comunitario no tiene por qué consistir en grandes gestos; puede consistir en llevar la cena a una vecina que no conoces pero que acaba de tener un bebé, o en tenderle la mano a un colega más joven con el que no tienes nada en común para tomar un café.

* * *

La realidad de vivir como mujer en Estados Unidos significa que nuestra lucha por el autocuidado del bueno nunca termina. Podrías pensar en esto como un fracaso, o podrías aceptarlo como lo que es y ver la verdad a los ojos: vivimos en el espacio gris de «ambos, y».

Por ejemplo, en el momento de escribir este libro la política federal de permisos retribuidos está estancada y los derechos reproductivos y humanos han retrocedido en Estados Unidos. No estoy segura del sitio que ocupará la legislación que apoya a las cuidadoras u otras causas progresistas cuando leas estas líneas.

Dicho esto, centrarse en los resultados de una legislación concreta no viene al caso. Recuerda nuestro tablero de ajedrez: podríamos hundirnos en la desesperación por los fracasos de la política y la defensoría, o podríamos reconocer que la energía y el poder colectivo que aprovecharon los individuos en 2021 han conducido a cambios reales y tangibles a nivel estatal y en el sector empresarial. En Maryland y Delaware, por ejemplo, los legisladores estatales aprobaron políticas de permisos retribuidos en 2022. Vimos a enormes empresas multinacionales adoptar políticas progresistas de permisos familiares —no solo para padres y madres, sino para todos los que brindan cuidados— y políticas de permisos por enfermedad mental y otras prestaciones. Por supuesto, queda mucho trabajo por hacer (por ejemplo, no es sostenible depender del sector empresarial estadounidense para proporcionar servicios y protecciones que deberían proceder de nuestro gobierno), y reconocer la autonomía individual y colectiva es una poderosa fuente de esperanza.

Audre Lorde dijo: «Tu poder es relativo, pero es real. Y si no aprendes a utilizarlo, se utilizará contra ti, contra mí y contra nuestros hijos. El cambio no empezó contigo y no acabará contigo, pero lo que haces con tu vida es un eslabón absolutamente vital de esa cadena».[6] Justo en tiempos de trauma a escala nacional e internacional nuestro poder procede de la práctica de la esperanza y de centrarnos, sin flaquear, en el hecho de que nuestra autonomía proviene de la voluntad colectiva de empoderarnos. Lo hacemos al aceptar la complejidad de nosotras mismas y de los demás, y elevando a los más vulnerables.

SUENA INCREÍBLE, PERO...

Hay aspectos de mi vida en los que me siento realmente privilegiada (tengo un trabajo estable, tengo pareja, gozo de buena salud), pero hay otros aspectos en los que sé que he estado en desventaja (soy una mujer de color). ¿Cómo sé si debo «devolver» o «recibir ayuda»?

El privilegio y la opresión no son binarios. Ambos se dan a lo largo de un espectro. Este es otro ejemplo de cómo el pensamiento «ambos, y» nos ayuda a ver los matices de nuestras situaciones. Por ejemplo, como sugiere esta pregunta, puede haber aspectos de tu vida en los que tengas recursos y privilegios: tal vez tengas acceso a una educación superior o estés en una posición de poder en tu lugar de trabajo. Por otra parte, puede haber aspectos de tu identidad o de tu historia personal que te sitúen en desventaja, como ser inmigrante o vivir con una discapacidad. Ambas cosas pueden ser ciertas al mismo tiempo, y esto significa que puede haber algunas circunstancias en las que tengas más que dar y puedas echar una mano, mientras que haya otras en las que podrías beneficiarte de una ayuda añadida.

> *¿Y si darme gustos y descansos es algo que realmente me gusta? ¿Tengo que sentirme culpable por no defender una causa mayor o hacer algo más importante por el sistema?*

El propósito del autocuidado del bueno no es inducir culpa o vergüenza. Ninguno de los dos sentimientos es un motivador útil. Y, sobre todo en los últimos años, es cierto que cada vez más gente recurre a prácticas de «darse un capricho» simplemente para lograr pasar el día. Cuando el mundo parece estar fuera de control, si tienes los medios, darte un gusto —ya sea un chocolate o ir la estética a que te pinten las uñas— puede ser una forma de ejercer tu autonomía. Te propones una tarea y la realizas, eso te hace sentir bien. En lugar de sentirte culpable por ello, ¿sería posible canalizar el alivio que sientes en una acción positiva para alguien que tiene menos que tú? ¿Puedes enviar un correo electrónico con un comentario positivo para un colega que es una persona no blanca? ¿Puedes dedicar cinco minutos a firmar una carta de apoyo a un funcionario electo cuya plataforma coincida con tus valores?

Las investigaciones nos dicen que el comportamiento prosocial —es decir, tomar medidas que beneficien a los demás— no solo es bueno para las personas a las que ayudas, sino que también mejora el bienestar emocional de la persona que brinda la ayuda.[7] De nuevo, el objetivo no es flagelarnos para cambiar, sino reconsiderar cómo cada una de nosotras puede ejercer pequeñas dosis de autonomía y poder en el sistema más amplio.

TU PROGRAMA DE PODER

Tu lista rápida cuando se trata de recordar tu poder:

- Adoptar el «ambos, y» en lugar del «uno, o el otro» te mantiene conectada a tu poder.
- Reconocer los malos sentimientos no es una pérdida de tiempo; es el camino que debes seguir para practicar la esperanza y, a su vez, ganar poder.
- No es tu trabajo cambiar todo el sistema; es tu trabajo mantenerte en contacto con tu autonomía.
- Cuando aplastas tu historia (o las historias de los demás), renuncias al poder.
- Devolver lo que puedas cuando tienes el poder genera más poder para todos los demás.
- La esperanza no es algo que se tiene o no se tiene; es una habilidad que hay que desarrollar.

CONCLUSIÓN

El camino que me llevó a escribir este libro empezó con una desilusión existencial de la psiquiatría. Como joven médica, me enseñaron que nuestros pacientes están rotos y necesitan arreglo. Sin embargo, lo que yo veía eran políticas y estructuras sociales que oprimían a mis pacientes. Era obvio para mí que los medicamentos no iba a arreglar estos problemas externos, y me sentí traicionada por un sistema de salud que no hizo nada por enseñarme la forma de ayudar a mis pacientes que luchaban en un mundo que no estaba hecho para ellos. Mi desilusión de la psiquiatría me hizo caer en el pozo sin fondo del autocuidado ficticio.

Pienso en lo que he aprendido en la última década de mi vida, durante mi recuperación de las secuelas de un *wellness* extremo, y la primera imagen que me viene a la mente es la de Yayoi Kusama, una icónica artista japonesa que padece esquizofrenia. A los 10 años, cuando vivía en un pueblo rural, Kusama empezó a experimentar alucinaciones visuales en forma de puntos, flores e imágenes repetitivas. Se dedicó al arte, algo inaudito para una mujer en el Japón de los años cincuenta, y menos aún para una mujer con una enfermedad mental grave. Contra todo pronóstico, Kusama ha llegado a ser considerada la artista femenina viva con más éxito. Su obra se basa en el feminismo y el surrealismo. Visitar una de las muchas exposiciones de Kusama que han tomado por asalto al mundo es como hacer un viaje a la mente de la artista: única, poderosa y llena de vida. Ahora vive en un hospital psiquiátrico de Tokio, donde ha construido su propio estudio de arte. En la última década las casas de subastas han vendido sus obras por más de quinientos millones de dólares.

Cuando pienso en Kusama, la palabra *rota* es lo más alejado de mi mente.

En cambio, sé que el poder proviene de algunas de las dificultades más devastadoras de la vida. Nuestra fuerza está en hacernos cargo del dolor, permitirnos sentirlo como tal y seguir adelante a pesar del sufrimiento. La enfermedad, las dificultades, los traumas, las pérdidas... nada de ello es una condena a cadena perpetua. Son las cosas más dolorosas de nosotras mismas las que tienen la capacidad de hacer aflorar la mayor brillantez.

Siento esperanza, no solo por historias como la de Kusama, sino por lo que oigo decir a mis pacientes. Hay una claridad con la que saben, muy en el fondo, que el *statu quo* no funciona. Llevan los problemas sistémicos —desigualdad de ingresos, trabajo no remunerado y opresión social— a la sala de terapia como nunca antes. Entienden que no están rotas ni necesitan arreglo; es nuestro tejido social el que necesita reparación. Esta es la definición de progreso: cuando vemos lo que ocurre delante de nosotros con claridad y sin distorsiones.

El trabajo del autocuidado del bueno consiste en sostener la esperanza y el dolor al mismo tiempo. Como mujeres, vivimos a la orilla del precipicio de manera constante, luchando por aferrarnos a nosotras mismas en medio de una tormenta que nos empuja a soltarnos y rendirnos. El autocuidado ficticio nos mantiene pataleando en el agua, agotadas, cansadas y desesperadas. El autocuidado del bueno es tu bote salvavidas. Y cuando un número suficiente de nosotras interiorice esto, la marea terminará por cambiar y despertaremos al poder que es posible.

AGRADECIMIENTOS

Tengo que dar las gracias a mucha gente, no solo por la existencia física de este libro, sino también por el apoyo emocional que me permitió llegar a un punto en mi vida en el que podía escribirlo.

Ante todo, gracias a mis pacientes por darme el honor de recorrer su camino con ustedes. Solo puedo estar aquí gracias a las personas que me confiaron sus historias.

También estoy agradecida por la experiencia de quienes me precedieron. Winnicott dijo: «No es posible ser original si no es sobre la base de la tradición». Soy capaz de compartir lo que tengo gracias a los clínicos, investigadores, activistas e intelectuales públicos que han estado realizando la ardua labor de defender la salud mental de las mujeres y el feminismo interseccional mucho antes que yo.

Escribir un libro es un ejercicio de autodisciplina. Imaginaba lo que mis aguafiestas dirían de mí. Me preocupaba no hacerlo bien. El hecho de que siguiera adelante y fuera capaz de completar un proyecto tan vasto se debe, en gran medida, a que tuve la suerte de encontrar un equipo de mujeres inteligentes, amables y con visión de futuro en la industria editorial que me ayudaron a traer a *El autocuidado del bueno* al mundo.

Mi agente, Rachel Sussman: has recorrido este camino conmigo desde 2019 y nunca dudaste de mi visión. Parte agente, parte editora, parte terapeuta, no pasa un día sin que agradezca a mi buena fortuna que te arriesgaras conmigo. Te metes en la maleza junto a mí de una forma profundamente amable y casi inaudita para una agente. ¡Me ayudaste a escribir un libro mientras estaba embarazada! Por eso, al menos, mereces un premio. Gracias por responder siempre a todas mis muchas, muchas preguntas, por aconsejarme en todos los aspectos espinosos, por apaciguar mi neurosis y, sobre todo, por creer en mí y en mi trabajo.

Mi primera editora, Jenna Free: la doula de mi libro. Sin ti este libro seguiría siendo una nube de sentimientos en mi sistema nervioso. Gracias por sostener mis pensamientos con tanta compasión y por ayudarme a entender cómo se conectaban mis ideas, incluso cuando me parecía demasiado difícil (como cuando estaba en el primer trimestre y quería tirar este manuscrito a la basura). Te estoy especialmente agradecida por haberme apoyado mientras escribía las partes más personales de este libro.

Gracias a mi equipo de Penguin Life, el mejor de su clase. Meg Leder, mi extraordinaria editora: cada nota que me diste hizo que *El autocuidado del bueno* tuviera más sentido y fuera más claro. Sin duda, tu ojo editorial ha hecho que este libro sea mil veces más útil de lo que habría sido sin ti. Además de tu incomparable habilidad como editora, ¡gracias por permitirme pasar tanto tiempo hablando de nuestros deprimentes sistemas de mierda y, al mismo tiempo, escribir un libro de autoayuda! Shelby Meizlik, Lydia Hirt, Sabila Khan y el resto del equipo de Penguin Life: gracias por *entenderlo* de inmediato y por trabajar tanto para difundir el mensaje de *El autocuidado del bueno* por todas partes.

Gracias a Anna Argenio, Najma Finlay, Lydia Weigel, Claire Busy y a todo el equipo de Cornerstone en el Reino Unido por su entusiasmo y energía para llevar *El autocuidado del bueno* a un público internacional. Anna, tu entusiasmo por este libro es de verdad contagioso: la forma en que me has apoyado a mí y a mi mensaje, y la atención que has dedicado a la edición del libro y a todo lo demás, han sido una absoluta alegría para mí.

Gracias a Lauren Cerand: acabamos de empezar y ya siento que me ves de verdad. Estoy muy agradecida por la consideración y la aguda atención que aportas.

Ha habido muchos colegas y asesores en distintos momentos de mi vida que, a lo largo del camino, me apoyaron a mí y a mi trabajo. ¿Cómo soportar la presión de escribir una lista completa de todas las personas a las que agradecer sin sufrir un ataque de nervios? Haré todo lo que esté en mi mano para que esta lista se refiera en específico a *El autocuidado del bueno* y a mis escritos: estoy enormemente agradecida a Jess Grose, Farah Miller, Melonyce McAfee y todo el equipo de Parenting del *New York Times,* que fueron los primeros en darme el privilegio de canalizar mi rabia en algo más. Drew Ramsey, tu generosidad es excepcional, tenerte como compañera psiquiatra y guía me dio permiso para soñar con lo que es posible. Eve Rodsky, gracias por animarme en cada paso de este libro. Robert Solomon, te agradezco por responder a todas mis preguntas y, por favor, no dejes de recordarme que me divierta. Salman Akhtar, gracias por prender una vela por mí en el momento más difícil de mi vida; lo que me enseñaste se encuentra en este libro a un nivel profundo.

Estoy enormemente agradecida con Martha Beck por nuestra conversación sobre cultura, *koanes* y el modo mártir.

Las conversaciones y el parentesco con las siguientes mujeres hacedoras de cambios me inspiraron y llenaron de energía mientras escribía este libro y me preparaba para lanzarlo al mundo: Erin Erenberg, Cassie Shortsleeve, Daphne Delvaux, Alexis Barad-Cutler, Raena Boston, Kelsey Lucas, Cait Zogby, Dana Suskind, Rebecca Lehrer, Avni Patel Thompson, Brigid Schulte, Hitha Palepu, Heather Irobunda, Vania Manipod, Saumya Dave, Hina Talib, Kelly Fradin, Arghavan Salles, Jill Grimes, Mia Clarke, Amy Barnhorst, Kaz Nelson y Nan Wise.

Rebecca Fernandez y tu equipo de VOKSEE, gracias por ejecutar la visión que tenía para mi sitio web de forma tan hermosa.

Josh Zimmerman, gracias por traerme siempre de vuelta a mi misión. Wendy Karlyn, gracias por llevarme a nuevos sitios y defenderme. Jessi Gold, gracias por los memes y el saber. Lauren

Smith Brody, gracias por ser una caja de resonancia de lo más inteligente sobre la escritura de libros, los medios de comunicación y la maternidad. Janna Meyrowitz Turner, mis notas de nuestras charlas viven en una carpeta especial: eres brillante. Pandora Sykes, gracias por las deliciosas conversaciones, y espero que haya muchas más en el futuro. Monisha Vasa, mi sistema nervioso se calma cuando veo tu cara; gracias por el cariño que aportas. Steve Steury, por los paseos y las cenas. Peter Polatin, por recordarme que debo pensar a lo grande.

Estoy infinitamente agradecida con Lisa Catapano, mentora a la que ahora tengo la suerte de llamar amiga; gracias por arriesgarte conmigo en 2014 y por estar a mi lado en tantas transiciones.

Gracias a Windy Johnson por ayudarme con alegría donde lo necesitaba y por asegurarse de que mis pacientes no se perdieran mientras yo estaba de baja por maternidad. Y le agradezco a Nicole Perras por hacer posible que me tomara una licencia por maternidad en mi consulta.

Estoy agradecida con el grupo de mujeres médicas que se unieron a mí en Zoom cuando empezó la pandemia y que aún siguen adelante: Diana, Vero, Pooja, Sural, Marwa, Shannon, Stephanie, Michelle, gracias por estar en mi equipo.

Alexis, Nelia, Abby, Becca, Meagan, Amanda, Angie, Ashley, Amy, Lindsay y Sydnia: aún no puedo creer que me invitaran a sentarme a su mesa.

Gracias a Magera Holton, Gio Fernández-Kincade, Andi Ruda, Manuel Toscano, Murray Indick, Perry Lane, Bethany Saltman, Marta Perez y Jennifer Lincoln, por todo lo que han aportado a Gemma. Un agradecimiento especial a Astrid Storey por su brillante cerebro de operaciones.

Lucy Hutner, llegamos una a la vida de la otra en un momento muy especial y descubrimos lo mucho que tenemos que aprender mutuamente. Estoy muy agradecida por la aceptación y comprensión que me transmites.

Kali Cyrus, me demostraste que podemos hacer amigos para siempre pasados los treinta. Es un honor crear contigo el mapa de cómo ser una psiquiatra que colorea fuera de las líneas. Gracias por ser una compañera conjunta de grandes sueños.

No estaría donde estoy en mi vida sin el amor y la aceptación de mis amigos más íntimos de toda la vida, que me han acompañado en todas las tormentas. Puja, Denise, Mary y Molly: me entienden como nadie, nuestra amistad es una de las cosas de las que estoy más profundamente orgullosa. Se subieron a un avión por mí; se han levantado a mitad de la noche para mantener conversaciones totalmente inútiles conmigo; han sido mi primera llamada telefónica cuando las cosas se desmoronan; me han organizado más de una fiesta a la que he intentado no asistir por todos los medios posibles; me han preparado títulos y portadas de libros; me hicieron la lista de lo que necesitaba el bebé porque estaba demasiado ocupada escribiendo este libro. Gracias por quererme a mí; a la totalidad de quien soy. Xing, Danielle y Diane —mi equipo de animadoras— estoy muy agradecida por nuestros más de 20 años y contando.

Estoy agradecida con Brigette, nuestra doula posparto, que me mostró el poder del cuidado infantil fiable y seguro. Gracias por estar con nosotros esas noches en las que lloraba por la lactancia. Los últimos retoques de este manuscrito salieron adelante gracias a tu firme apoyo a nuestra familia.

Christie, mi psicoanalista y terapeuta, que ha estado conmigo en las etapas más importantes de mi vida hasta ahora: me enfrenté a mi ambivalencia sobre ser llamada «experta» y a mi conflicto sobre mi ambición mientras estuve en tus manos. También me gradué de la residencia, encontré un compañero de vida, adopté dos gatos, me mudé al otro lado del país y tuve un bebé. Gracias por permitirme asumir riesgos, por nunca juzgar mis impulsos y, sobre todo, por ayudarme a crecer. No cabe duda de que este libro no existiría sin ti.

Estoy agradecida con mi suegra, Susan, y con mi cuñada, Samantha, cuyo apoyo durante mi embarazo y el nacimiento de nuestro hijo fue decisivo para que pudiera escribir este libro. Gracias a Kevin, DJ y Ashley por ser mi escuadrón de apoyo, y a Steve y Molly por ser nuestra gente.

Debo mucho más de lo que sé a mis raíces en la India. A las mujeres shampura de Bangalore, no tengo más que gratitud por nuestro linaje.

Gracias a mi hermana, Deepa. Ser la hermana pequeña de una psiquiatra no es un trabajo fácil y tú estás a la altura del desafío con humorismo, descaro y una buena cantidad de personalidad *emo*. Gracias por ser mi fan más acérrima (y por enseñarme a hacer un *reel*). Te amo.

A mis padres: este libro es el resultado de una década de trabajo para comprender, reflexionar y permanecer conectados. No ha sido fácil, y no siempre acertamos, pero hemos recorrido un largo camino y por ello estoy orgullosa de nosotros, y agradecida. Gracias por estar a mi lado durante todo este tiempo y por apoyarme en mi sueño más grandioso: llegar a ser yo misma.

Por último, mi mayor agradecimiento es para mi compañero, Justin, por creer en mí y en mis grandes sueños sin chistar. Por estar a mi lado cuando decidí dejar mi trabajo académico a tiempo completo y emprender un camino desconocido. Por ser el primer lector y editor de todos mis borradores. Por asegurarte de que siempre me den de comer y beber, de que tenemos una casa y de que alguien revise el correo. Por ponerme todas esas malditas inyecciones de FIV. Por querer a Kiran, Kitty y Fifi como lo haces. Por enseñarme mucho de lo que sé sobre compromiso, conexión y seguridad.

Y Kiran, pasarán muchos años antes de que leas este libro (si es que alguna vez lo haces). Lo escribí mientras crecías dentro de mí hasta convertirte en un ser humano. Tu llegada al mundo está inextricablemente ligada al autocuidado del bueno, y por ello me siento agradecida, conmovida y llena de asombro.

Apéndice 1

LA BRÚJULA DE POOJA DEL AUTOCUIDADO DEL BUENO

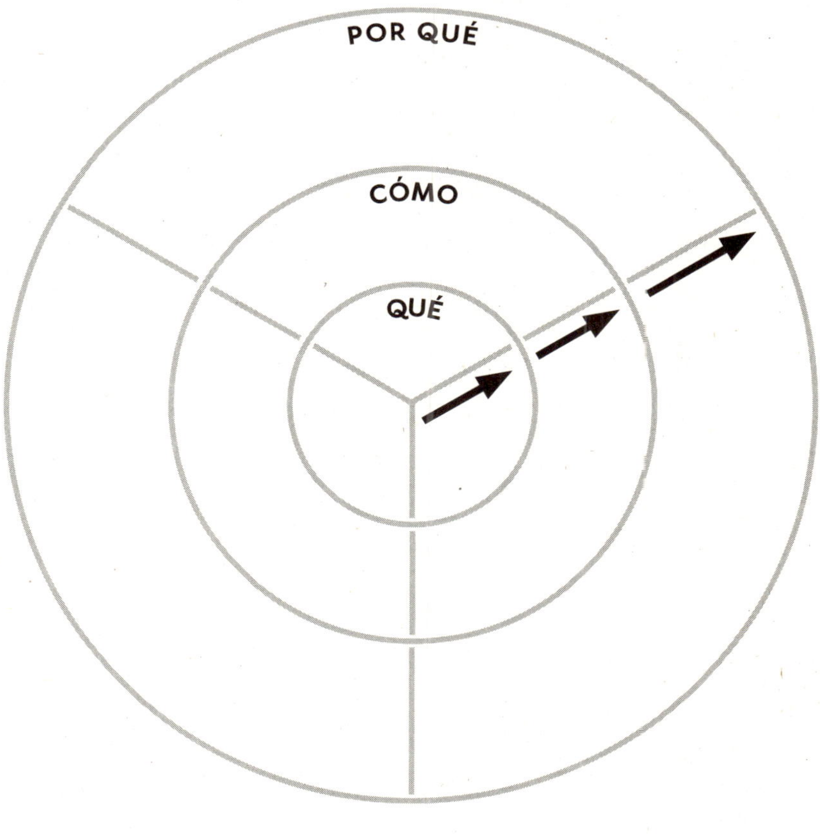

Apéndice 2

GUÍA DE EJERCICIOS DE AUTOCUIDADO DEL BUENO

PRINCIPIO I. EL AUTOCUIDADO DEL BUENO REQUIERE ESTABLECER LÍMITES Y TRASCENDER LA CULPA

PRINCIPIO II. EL AUTOCUIDADO DEL BUENO IMPLICA TRATARTE CON COMPASIÓN

PRINCIPIO III. EL AUTOCUIDADO DEL BUENO TE ACERCA A TI MISMA

PRINCIPIO IV. EL AUTOCUIDADO DEL BUENO ES UNA AFIRMACIÓN DE PODER

Apéndice 3

RECURSOS PARA BUSCAR AYUDA PROFESIONAL

Si necesitas ayuda para encontrar un profesional de la salud mental (como un psiquiatra o un psicólogo), algunas de las mejores formas de hacerlo son:

- Pregunta a tu médico de cabecera si tiene profesionales de la salud mental a los que recomienda y que le agraden, y si puede compartir sus nombres contigo.
- Muchos profesionales de la salud mental tienen un perfil en psychologytoday.com, que es un recurso a nivel nacional. En sus perfiles, los clínicos publican sus áreas de especialización, si aceptan seguros médicos y si aceptan nuevos pacientes o clientes. También puedes buscar en *Psychology Today* en función de identidades concretas, como atención a indígenas americanos o a personas *queer* y *trans*.
- Si hay alguien en tu vida en quien confíes que haya estado en terapia o que acuda a un profesional de la salud mental, puede serte útil contactarte con esa persona. Puede darte el nombre de su terapeuta o pedirle a su terapeuta nombres de profesionales locales. El boca

a boca suele ser una forma útil de encontrar un buen terapeuta.

- Si estás en el periodo de embarazo o posparto, o te enfrentas a problemas de salud mental relacionados con la maternidad, Postpartum Support International es una organización con delegaciones en todos los estados de Estados Unidos. También tienen un directorio en línea de médicos especializados en salud mental femenina en el sitio web postpartum.net. Uno de sus recursos, en colaboración con la HRSA (Administración de Recursos y Servicios de Salud de EUA), es una línea telefónica de ayuda de salud mental para mujeres que funciona 24 horas al día, siete días a la semana, a nivel nacional, atendida por profesionales que hablan inglés y español (1-833-9-HELP4MOMS).
- Si te enfrentas a pérdidas gestacionales o perinatales, o tienes problemas de salud mental relacionados con la infertilidad, Resolve: la Asociación Nacional de Infertilidad tiene una lista de grupos de apoyo y terapeutas especializados en este campo (resolve.org).

Si perteneces a un grupo al que se ha oprimido en términos históricos y actualmente marginado, existen varias organizaciones a través de las cuales puedes encontrar un profesional de la salud mental especializado en trabajar con identidades minoritarias:

- Si eres una mujer negra: TERAPIA para Chicas Negras: therapyforblackgirls.com
- Si eres una persona latina: Terapia latina: latinxtherapy.com; Terapia para latinas: therapyforlatinx.com
- Si eres surasiático: South Asian Therapists.org: southasiantherapists.org
- Si te identificas como *queer* o trans y eres una persona no blanca: National Queer & Trans Therapists of Color Network: nqttcn.com

- Si eres padre o madre LGBTQ+: Rainbow Families: rainbowfamilies.org

Si tienes una urgencia psiquiátrica o estás en crisis, llama al teléfono 988 Suicide & Crisis, acude a la sala de urgencias más cercana o llama al 911.

¿CÓMO SABER SI EL TERAPEUTA O PSIQUIATRA QUE TE ATIENDE ES BUENO?

El indicador más importante del éxito de una relación terapéutica es la alianza terapéutica: la relación entre el terapeuta y el paciente. De ello se deduce que encontrar al profesional de salud mental adecuado es un poco como empezar a salir con alguien: la química importa. Es una buena idea tener unas cuantas entrevistas y ver con quién sientes buena vibra. A veces pueden ser necesarias un par de sesiones para ver si alguien es adecuado para ti.

Fíjate en cómo responde tu terapeuta a la retroalimentación. ¿Es abierto y curioso y profundiza la conversación cuando compartes tus opiniones, o se pone a la defensiva y se vuelve crítico? Un buen terapeuta se tomará en serio tus preocupaciones y querrá trabajar contigo para entender cómo puede mejorar la relación. Esto significa que es tu trabajo ser abierta sobre lo que funciona y lo que no. La terapia es un proceso de colaboración. Si tu terapeuta es crítico o está a la defensiva, puede que no sea el más adecuado para ti.

NOTAS

BREVE NOTA SOBRE LA IDENTIDAD, EL PRIVILEGIO Y LOS SISTEMAS DE OPRESIÓN

1. Jordan Kisner, «The Lockdown Showed How the Economy Exploits Women. She Already Knew», *New York Times*, 17 de febrero de 2021, nytimes.com/2021/02/17/magazine/waged -housework.html.

CAPÍTULO 1: CALORÍAS VACÍAS: EL AUTOCUIDADO FICTICIO NO NOS HA SALVADO

1. «2012 Stress in America: Stress by Gender», consultado el 22 de julio de 2022, apa.org/news/press/releases/stress/2012/gender.
2. Nancy Beauregard *et al.*, «Gendered Pathways to Burnout: Results from the SALVEO», *Annals of Work Exposures and Health* 62, núm. 4 (mayo de 2018): 426-37.
3. Olivia Remes *et al.*, «A Systematic Review of Reviews on the Prevalence of Anxiety Disorders in Adult Populations», consultado el 22 de julio de 2022, doi.org/10.1002/brb3.497; Paul R. Albert, «Why Is Depression More Prevalent in Women?», *Journal of Psychiatry and Neuroscience* 40, núm. 4 (julio de 2015): 219-21.
4. «Antidepressant Use among Adults: United States, 2015-2018», NCHS Data Brief núm. 377, septiembre de 2020.

5. «Wellness Industry Statistics & Facts», Global Wellness Institute, consultado el 17 de octubre de 2022, globalwellnessinstitute.org/press-room/statistics-and-facts.
6. Audre Lorde, *A Burst of Light* (Ithaca, NY: Firebrand Books, 1988).
7. Angela A. Richard *et al.*, «Delineation of Self-Care and Associated Concepts», *Journal of Nursing Scholarship* 43, núm. 3 (septiembre de 2011): 255-64.
8. Barbara Riegel y Debra K. Moser, «Self-Care: An Update on the State of the Science One Decade Later», *Journal of Cardiovascular Nursing* 33, núm. 5 (septiembre/octubre de 2018): 404-7.
9. Kisner, Jordan, «The Politics of Conspicuous Displays of Self-Care», *New Yorker*, 14 de marzo de 2017.
10. Greg McKeown, *Effortless* (Nueva York: actualizado, 2021).

CAPÍTULO 2: POR QUÉ ES DIFÍCIL RESISTIRSE A LA SEDUCCIÓN: LAS FORMAS EN QUE RECURRIMOS A LOS AUTOCUIDADOS FICTICIOS

1. «News Release: Wellness Tourism Association Releases Findings from First Wellness Travel Survey», Wellness Tourism Association, consultado el 22 de julio de 2022, old.wellnesstourismassociation.org/wellness-tourism-association-releases-findings-first-wellness-travel-survey.
2. Caroline Mortimer, «Women Criticise Themselves an Average of Eight Times a Day, Study Says», *Independent*, 4 de enero de 2016, independent.co.uk/life-style/health-and-families/health-news/women-criticise-themselves-an-average-of-eight-times-a-day-study-says-a6796286.html.
3. Suniya S. Luthar y Lucia Ciciolla, «Who Mothers Mommy? Factors That Contribute to Mothers' Well-Being», *Developmental Psychology* 51, núm. 12 (diciembre de 2015): 1812-23.
4. Anna Sutton, «Living the Good Life: A Meta-Analysis of Authenticity, Wellbeing and Engagement», *Personality and Individual Differences* 153 (15 de enero de 2022), sciencedirect.com/science/article/pii/S019188691930577X.

CAPÍTULO 3: EL JUEGO ESTÁ AMAÑADO: EL PROBLEMA NO ERES TÚ

1. Petra Persson y Maya Rossin-Slater, «When Dad Can Stay Home: Fathers' Workplace Flexibility and Maternal Health», documento de trabajo núm. 3928, 22 de enero de 2021, gsb.stanford.edu/faculty-research/working-papers/when-dad-can-stay-home-fathers-workplace-flexibility-maternal.
2. Richard J. Petts *et al.*, «Paid Paternity Leave-Taking in the United States», *Community, Work & Family* 23 núm. 2 (17 de julio de 2017), doi.org/10.1080/13668803.2018.1471589.
3. Anne Helen Petersen, «From Burnout to Radicalization», *Culture Study* (blog), 6 de agosto de 2021, annehelen.substack.com/p/from-burnout-to-radicalization.
4. Caitlyn Collins *et al.*, «COVID-19 and the Gender Gap in Work Hours», *Gender, Work, & Organization* 28, núm. S1 (enero 2021): 101-12.
5. Gretchen Livingston y Deja Thomas, «Among 41 Countries, Only US Lacks Paid Parental Leave», Pew Research Center, 16 de diciembre de 2019, pewresearch.org/fact-tank/2019/12/16/u-s-lacks-mandated-paid-parental-leave.
6. Rasheed Malik, «Working Families Are Spending Big on Childcare», Center for American Progress, 20 de junio de 2019, americanprogress.org/article/working-families-spending-big-money-child-care.
7. Meg Conley, «Motherhood in America Is a Multilevel Marketing Scheme», *Gen*, 7 de diciembre de 2020, gen.medium.com/motherhood-in-america-is-a-multilevel-marketing-scheme-f4e c1f536b04.
8. Silvia Federici, *Re-Enchanting the World: Feminism and the Politics of the Com-mons* (Oakland, CA: PM Press, 2019).
9. Allison Daminger, «The Cognitive Dimension of Household Labor», *American Sociological Review* 84, núm. 4 (9 de julio de 2019), journals.sagepub.com/doi/10.1177/0003122419859007.
10. Lucia Ciciolla *et al.*, «Invisible Household Labor and Ramifications for Adjustment: Mothers as Captains of Households», *Sex Roles* 81, núm. 7-8 (octubre de 2019): 1-20.
11. Gloria Steinem, *Outrageous Acts and Everyday Rebellions* (Nueva York: Holt, 1983).

12. El trabajo de la doctora Martha Beck sobre el modo en que las mujeres sortean las contradicciones de nuestra cultura influye profundamente en mi visión de la salud mental femenina. En su libro de 1997, *The Breaking Point: Why Women Fall Apart and How They Can Re-create Their Lives,* la doctora Beck presenta los resultados de sus estudios sociológicos sobre mujeres que llegan a puntos de crisis en su vida, y sobre cómo resuelven los conflictos con la cultura.
13. Pooja Lakshmin, «Mothers Don't Have to Be Martyrs», *New York Times,* 5 de mayo de 2020, nytimes.com/2020/05/05/parenting/mothers-not-martyrs.html.
14. Jennifer L. Barkin *et al.*, «The Role of Maternal Self-Care in New Motherhood», *Midwifery* 29, núm. 9 (septiembre de 2013): 1050-5.
15. Albert Einstein, «Atomic Education Urged by Einstein», *New York Times,* 25 de mayo de 1946.
16. La terapia dialéctico-conductual, o TDC, es un tipo de psicoterapia que se centra en cuatro áreas de desarrollo de habilidades: atención plena o *mindfulness,* tolerancia a la angustia, regulación de las emociones y eficacia interpersonal. Es un tipo de terapia que puede ser útil para distintos trastornos psiquiátricos como la depresión, los trastornos alimentarios, el TEPT, el abuso de sustancias y la ideación suicida crónica. La TDC está muy influida por el concepto de la dialéctica, y anima a las personas a mantener perspectivas aparentemente opuestas al mismo tiempo.
17. Audre Lorde, *A Burst of Light* (Ithaca, NY: Firebrand Books, 1988).
18. Brigid Schulte, «Providing Care Changes Men», New America, consultado el 22 de julio de 2022, newamerica.org/better-life-lab/reports/providing-care-changes-men/executive-summary.
19. Entrevista con Brigid Schulte, 15 de octubre de 2021.

CAPÍTULO 4: RETOMA LAS RIENDAS: LOS CUATRO PRINCIPIOS DEL AUTOCUIDADO DEL BUENO

1. R. M. Ryan *et al.*, «On Happiness and Human Potentials: A Review of Research on Hedonic and Eudaimonic Well-Being», *Annual Review of Psychology* 52 (2001): 141-66.
2. A. D. Turner *et al.*, «Is Purpose in Life Associated with Less Sleep Disturbance in Older Adults?», *Sleep Science Practice* 1, núm. 14 (2017).

3. Andrew Steptoe *et al.*, «Subjective Wellbeing, Health, and Ageing», *Lancet* 385, núm. 9968 (4 de febrero de 2015): 640–8.
4. Barbara L. Frederickson *et al.*, «A Functional Genomic Perspective on Human Well-being», *PNAS* 110, núm. 33 (29 de julio de 2013): 13684-9, pnas.org/doi/10.1073/pnas.1305419110.
5. La Terapia de Aceptación y Compromiso (ACT, por sus siglas en inglés) fue desarrollada por el doctor Steven Hayes, psicólogo clínico. La ACT es una forma de psicoterapia empírica que se basa en la técnica general de la flexibilidad psicológica, o la capacidad de desarrollar una relación flexible con tu mente. La ACT enseña a los pacientes a aceptar los pensamientos y sentimientos difíciles en lugar de luchar contra ellos, y a dar prioridad a emprender acciones comprometidas que conduzcan a una vida rica y significativa.
6. Brené Brown, «The Power of Vulnerability», TEDx Houston, consultado el 22 de julio de 2022, ted.com/talks/brene_brown_the_power_of_vulnerability/transcript.

CAPÍTULO 5: EL AUTOCUIDADO DEL BUENO IMPLICA ESTABLECER LÍMITES: CÓMO TRASCENDER LA CULPA

1. Nedra Glover Tawwab, *Set Boundaries, Find Peace: A Guide to Reclaiming Yourself* (Nueva York: TarcherPerigee, 2021).
2. Si tienes un historial de relaciones traumáticas o abusivas (ya sea en la familia en la que creciste o de adulta), la forma en que tu cuerpo responde a las peticiones puede ser confusa. Puede haber ciertas relaciones o situaciones que de inicio se sientan como un sí, pero que después te hagan sentir mal o avergonzada. Ten en cuenta que para ti puede sentirse arriesgado comunicar tus límites. Para los que quieran profundizar en el desentrañamiento de estas respuestas y saber más sobre cómo el trauma puede afectar a las relaciones, *Beyond Codependency: And Getting Better All the Time* de Melody Beattie es un recurso excelente para profundizar en la recuperación posterior a las relaciones traumáticas o codependientes.
3. *Fair Play: A Game-Changing Solution for When You Have Too Much to Do (and More Life to Live)* esboza un sistema de organización desarrollado por Eve Rodsky. Eve hace hincapié en aclarar la CPE (concepción, planificación y ejecución) de cada tarea que conlleva administrar un

hogar. Este libro es un gran punto de partida para examinar cómo se toman las decisiones en tu hogar, y quién es responsable de planificar y ejecutar estas decisiones.

CAPÍTULO 6: EL AUTOCUIDADO DEL BUENO IMPLICA TRATARTE CON COMPASIÓN: DATE PERMISO DE SER LO SUFICIENTEMENTE BUENO

1. Kristin D. Neff, «The Role of Self-Compassion in Development: A Healthier Way to Relate to Oneself», *Human Development* 52, núm. 4 (junio de 2009): 211-4.
2. Liliana Pedro *et al.*, «Self-Criticism, Negative Automatic Thoughts and Postpartum Depressive Symptoms: The Buffering Effect of Self-compassion», *Journal of Reproductive and Infant Psychology* 37, núm. 5 (5 de abril 5 de 2019): 539-53, doi.org/10.1080/02646838.2019.1597969.
3. Pooja Lakshmin, «Mothers Don't Have to Be Martyrs», *New York Times*, 5 de mayo 5 de 2020, nytimes.com/2020/05/05/parenting/mothers-not-martyrs.html.
4. Brené Brown, «Listening to Shame», TED 2012, consultado el 22 de julio de 2022, ted.com/talks/brene_brown_listening_to_shame.
5. Los registros históricos sugieren que el concepto de «la madre suficientemente buena» procedió de origen de la segunda esposa de Winnicott, Clare Winnicott. Sin embargo, es frecuente que la teoría y el término se atribuyan a Donald Winnicott.
6. Jennifer Senior, «It's Your Friends Who Break Your Heart», *Atlantic*, marzo de 2022, theatlantic.com/magazine/archive/2022/03/why-we-lose-friends-aging-happiness/621305.
7. Jessica Grose, «Practicing Self-Care in Uncertain Times», *New York Times*, 4 de noviembre de 2020, nytimes.com/2020/11/04/parenting/exhaustion-burnout-rest.html.

CAPÍTULO 7: EL AUTOCUIDADO DEL BUENO TE ACERCA A TI MISMA: CONSTRUYE TU BRÚJULA DEL AUTOCUIDADO DEL BUENO

1. Russ Harris, *ACT Made Simple: A Quick Start Guide to ACT Basics and Beyond* (Oakland, CA: Nueva Harbinger, 2009).

2. Daniel B. M. Haun *et al.*, «Children Conform to the Behavior of Peers; Other Great Apes Stick with What They Know», *Psychological Science* 25, núm. 12 (diciembre de 2014): 2160-7.
3. Martha Beck, *The Way of Integrity: Finding the Path to Your True Self* (Nueva York: The Open Field, 2021).
4. Caroline Gregoire, «Jack Kornfield on Gratitude and Mindfulness», *Greater Good Magazine*, 14 de mayo de 2019, greatergood.berkeley.edu/article/item/jack_kornfield_on_gratitude_and_mindfulness.

CAPÍTULO 8: EL AUTOCUIDADO DEL BUENO ES UNA AFIRMACIÓN DE PODER: RECLAMA LO QUE TE PERTENECE Y RECONSTRUYE EL SISTEMA

1. Arthur C. Brooks, «The Difference between Hope and Optimism», *Atlantic*, septiembre de 2019, theatlantic.com/family/archive/2021/09/hope-optimism-happiness/620164.
2. Fred B. Bryant *et al.*, «Distinguishing Hope and Optimism: Two Sides of a Coin, or Two Separate Coins?», *Journal of Social and Clinical Psychology* 23, núm. 2 (2004): 273-302.
3. Pooja Lakshmin *et al.*, «Testimonial Psychotherapy in Immigrant Survivors of Intimate Partner Violence: A Case Series», *Transcultural Psychiatry* 55, núm. 5 (octubre de 2018): 585-600.
4. James L. Griffith, «Hope Modules: Brief Psychotherapeutic Interventions to Counter Demoralization from Daily Stressors of Chronic Illness», *Academic Psychiatry* 42, núm. 1 (febrero de 2018): 135-45.
5. Cita de Angela Garbes en la Cumbre de la Cámara de Madres, 4 de mayo de 2022.
6. Audre Lorde, discurso de graduación en el Oberlin College, 1989.
7. M. M. Varna *et al.*, «Prosocial Behavior Promotes Positive Emotion during the COVID-19 Pandemic», *Emotion* (2022), psycnet.apa.org/fulltext/2022-42967-001.html.